Observer un bébé : un soin

Collection « 1001 BB »

dirigée par Patrick Ben Soussan

Des bébés en mouvements, des bébés naissant à la pensée, des bébés bien portés, bien-portants, compétents, des bébés malades, des bébés handicapés, des bébés morts, remplacés, des bébés violentés, agressés, exilés, des bébés observés, des bébés d'ici ou d'ailleurs, carencés ou éveillés culturellement, des bébés placés, abandonnés, adoptés ou avec d'autres bébés, des bébés et leurs parents, les parents de leurs parents, dans tous ces liens transgénérationnels qui se tissent, des bébés et leur fratrie, des bébés imaginaires aux bébés merveilleux…

Voici les mille et un bébés que nous vous invitons à retrouver dans les ouvrages de cette collection, tout entière consacrée au bébé, dans sa famille et ses différents lieux d'accueil et de soins. Une collection ouverte à toutes les disciplines et à tous les courants de pensée, constituée de petits livres – dans leur pagination, leur taille et leur prix – qui ont de grandes ambitions : celle en tout cas de proposer des textes d'auteurs, reconnus ou à découvrir, écrits dans un langage clair et partageable, qui nous diront, à leur façon, singulière, ce monde magique et déroutant de la petite enfance et leur rencontre, unique, avec les tout-petits.

Mille et un bébés pour une collection qui, nous l'espérons, vous donnera envie de penser, de rêver, de chercher, de comprendre, d'aimer.

Le catalogue de la collection comportant un index des auteurs, des titres et des thèmes abordés est disponible gratuitement chez l'éditeur :
Éditions érès, 33 avenue Marcel-Dassault, 31500 Toulouse,
tél. 05 61 75 15 76, fax. 05 61 73 52 89
e.mail : eres@editions-eres.com
www.editions-eres.com

Observer un bébé : un soin

Sous la direction de

Denis Mellier

avec
Vincent Bompard
Nathalie Colas
Patrick Mauvais
Joëlle Rochette
Jocelyne Roux-Levrat
Annick Simon

1001 BB - Bébés au quotidien

érès

Conception de la couverture :
Corinne Dreyfuss
Réalisation :
Anne Hébert

ISBN : 978-2-7492-0969-2
ME - 30-1000

33 avenue Marcel-Dassault, 31500 Toulouse
www.editions-eres.com

Denis Mellier

L'observation est un soin

Un travail d'attention

L'observation peut être un soin ! Tel est l'objectif que ce petit livre voudrait montrer, démontrer, prouver, illustrer…

Un soin au sens de « prendre soin de », le *take care* anglais, un soin qui consiste à porter toute notre attention à la vie psychique de l'autre comme humain.

Toute observation n'est pourtant pas soignante, mais toute observation de bébé peut devenir « soignante » si elle repose sur *l'attention* vivante d'un soignant, s'il s'agit de se rendre présent, disponible à ses émotions, à ce qu'il pourrait ressentir, penser.

La valeur de l'observation résulte surtout de ce travail que les professionnels peuvent réaliser à cette occasion pour percevoir toute la complexité de sa vie psychique.

Denis Mellier est professeur de psychologie clinique et psychopathologie à Besançon (Laboratoire de psychologie), psychologue clinicien et psychothérapeute.

En effet quand l'observation est utilisée pour le soin, les accueillants sont amenés à développer une attention conjointe et partagée autour du bébé. L'observation permet alors d'instaurer une véritable *médiation* pour percevoir, recevoir, contenir, penser tout l'impact de la vie émotionnelle du bébé dans son environnement, et garder ainsi vivante l'attention à son égard.

Dans notre groupe de recherche, à Lyon, nous avons essayé de joindre nos efforts pour penser la place de l'attention dans la pratique clinique, notamment avec les bébés. Lors du colloque « Symbolisation et médiation » du Centre de recherche en psychopathologie et psychologie clinique [1], nous avons réfléchi sur ce qui fait médiation dans l'observation soignante : observer, être en situation « d'attente », devenir réceptif, présent à la vie psychique du bébé, cette démarche peut être atteinte si un minimum de conditions sont requises [2]. Cet ouvrage développe et expose ce travail en insistant sur *les exemples cliniques.*

On s'apercevra alors que l'attitude présente dans une observation soignante se retrouve aussi pour des temps d'accueil et de consultation avec les bébés.

Dans cette introduction, nous mettrons l'accent sur ce travail de l'attention, laissant ensuite la clinique « parler » dans les chapitres suivants.

1. Université Lyon 2, le 10 et 11 mars 2000.

2. Nous nous sommes également regroupés pour proposer parallèlement des stages de formation à l'observation du bébé et ses applications avec la formation continue de l'Institut de psychologie.

Le rôle de l'attention

Si avec les tout-petits notre attention est beaucoup mise à l'épreuve, il faut trouver des moyens, des « médiations », pour la déployer, la reposer, lui garder toute sa vivacité. Après un premier constat, nous verrons que l'attention est une faculté psychique qui, bien que consciente, peut également devenir inconsciente. C'est à cet endroit précis qu'elle peut acquérir une valeur soignante, en « contenant » l'émergence de la vie psychique du bébé.

1. *Dans notre pratique, l'attention joue un rôle important.*

Dans la pratique, nous subissons l'impact de perceptions multiples, nous sommes saturés par des informations, partagés par des objectifs différents, impressionnés par des anxiétés que nous ne pouvons pas encore nous représenter. Fatigue, ennui, stress, découragement sont la contrepartie d'une attention qui devrait être une hypervigilance, fonctionnant à sens unique.

Par ailleurs, pendant longtemps, l'accent en psychologie a été mis sur l'explication, la compréhension des attitudes de l'autre ; la psychanalyse a permis de se rendre compte que cette interprétation était tributaire de ce qui est inconscient pour les sujets. La parole adressée au Sujet, la verbalisation de ce qui se passe est devenue un modèle pour intervenir avec les bébés. Cette « parole vraie », comme le disait Françoise Dolto, s'enracine dans les affects et la vie émotionnelle du Sujet. Mais, pour parler, tout un travail est nécessaire au niveau des affects et des conflits émotionnels, toute une symbolisation primaire s'effectue pour préfigurer, pré-représenter, ce que les mots essaieront de re-présenter, de présenter sous un jour nouveau.

L'attention (du latin *attendere* : « tendre l'esprit vers ») est un champ de bataille pour nos pratiques et pour le travail de verbalisation, de parole.

Ce champ est sous-jacent à la parole ; il s'agit d'être à l'écoute de l'autre, d'être attentif à la vie psychique de l'autre, à sa présence. Tous les sens sont ici importants : ce qui est dit, entendu, comme ce qui est vu, touché, senti et ressenti. On pourrait parler *d'empathie* comme Lebovici, mais ce terme rend-il suffisamment compte de la dynamique d'une telle tension ? « Cette activité, écrivait Freud, va à la rencontre des données des impressions des sens au lieu d'attendre passivement leur apparition. » L'attention est une « activité périodique de la conscience », elle a un rythme, une respiration qui, on le sait depuis Bion, plonge ses racines bien au-delà de la conscience, dans nos émotions, nos affects. L'attention concerne ainsi ce qui est hors psyché, ce que le sujet dénie, clive, ce dont il se « débarrasse » en l'évacuant à l'extérieur de sa psyché.

2. *L'attention est une faculté psychique consciente, rationnelle, mais aussi inconsciente.*

L'attention est actuellement beaucoup étudiée en psychologie expérimentale et cognitive, ainsi qu'en neuropsychologie. L'attention est définie ici comme « la focalisation de l'activité sur la réalisation d'objectifs » (Jean-François Richard).

Quand la tâche est unique, on parle d'attention focalisée, par contre l'attention peut être partagée entre plusieurs sources d'information, entre deux tâches, deux objectifs qui sont parfois en conflit. Des études tenteront ainsi de quantifier le degré d'attention-distraction par rapport à une tâche, la convergence ou la divergence de la pensée sur cette tâche, l'empan de mémoire d'une personne, c'est-à-dire le nombres d'éléments que peut saisir en même temps son attention.

Notre attention consciente est limitée. Des auteurs notent ainsi qu'un sujet s'oriente vers la nouveauté (un bébé de 5 mois, par exemple, habitué à des objets, regarde de préférence un nouvel objet) et qu'il réoriente son attention quand la représentation interne n'est pas adaptée à la situation réellement perçu (nous avons travaillé sur ce temps d'hésitation perceptible quand un bébé retrouve sa mère après une séparation).

Attention spontanée ou automatique, les études admettent la possibilité d'une attention cognitive à un niveau inconscient, il faut une autre démarche pour l'approcher.

3. *Le travail d'attention.*

Pour que notre attention, consciente, puisse prendre contact plus profondément avec la vie psychique du bébé, il faut qu'elle puisse être « travaillée », il faut que le soignant, l'observateur, *suspende* son jugement immédiat pour accepter *de réfléchir après coup* à ce qu'il aurait pu observer.

Ce travail concerne ce qu'il est convenu d'appeler « la fonction contenante de l'observateur ». Il a été particulièrement mis en relief à propos de l'approche psychanalytique de l'observation du nourrisson dans sa famille selon la méthode d'Esther Bick (Mellier, 2000). Plusieurs auteurs de ce recueil ont pu bénéficier d'une formation analytique à l'observation du bébé dans sa famille, notamment avec Annik Comby à Lyon.

Avoir une attention démultipliée, percevoir, maintenir, garder le contact avec la vie psychique, c'est ainsi que je pourrais aujourd'hui traduire ce que j'ai appris lors de cette formation et la manière dont cette expérience peut se poursuivre pour moi, se retrouver dans d'autres lieux, d'autres pratiques mais pour d'autres objectifs et sous d'autres formes.

Cette méthodologie permet de travailler de manière soutenue notre attention à la vie psychique du bébé dans son entourage (cf. E. Bick, A. Comby, G. Haag, C. Athanassiou, D. Houzel, etc.). Elle implique ainsi un réel travail de la fonction contenante de l'observateur, travail qui peut être défini, à la suite d'Annik Comby (1990), comme « recevoir, contenir et transformer les émotions et anxiétés du bébé et de la famille ».

Cette démarche initiale de formation est de plus en plus à la source de nombreux prolongements cliniques, notamment de différentes méthodes d'observation dans les équipes soignantes. Ces dernières années, plusieurs colloques internationaux se sont centrés sur cette méthode et ses applications (en 1998 à Lisbonne, en 1996 à Barcelone, à Toulouse en 1994, à Bruxelles en 1991). Parallèlement, les travaux d'Emmi Pikler et ceux développés dans son prolongement autour de la pouponnière de Lóczy à Budapest (Appell et Tardos, 1998) ont insisté sur cette même attention et développent des dispositifs pratiques pour les collectivités. Dans tous ces cas, la valeur de l'observation est due en grande partie au travail de l'attention qu'elle permet de « mettre en mouvement ».

Quand l'observation devient ainsi un outil pour le soin, un travail s'effectue autour et avec le bébé. L'observation réunit des soignants sur une même situation. Le dispositif prévoit toujours différents temps qui servent de butée au risque de ne considérer que l'immédiateté du premier aperçu. La première attention est reprise, pensée à nouveau et « réfléchie » jusqu'à ce que surgisse parfois un sens inconnu au premier abord.

La « décomposition » de différents temps et de différents lieux permet de « temporiser », de « médiatiser » la violence de l'impact de la vie émotionnelle du bébé :

– un temps de discussion préalable du projet en équipe. Le projet indique une préoccupation collective qui peut se porter sur un enfant, ses difficultés, ou sur un moment de la journée, celui du repas par exemple, ou bien il s'inscrit dans l'accompagnement et le suivi régulier des bébés ;

– un temps de présence attentive et réceptive. Le soignant est ici directement confronté aux enjeux émotionnels du bébé dans son entourage ;

– un temps intermédiaire de notation après l'observation et avant discussion pour restituer au plus près le déroulement. Ce temps, éventuel, est souvent souhaitable ;

– un temps de discussion ultérieur pour dégager le sens de ce qui a pu être vécu. Il permet d'essayer de « comprendre » le sens de ce qui s'est déroulé. Il repose sur des échanges avec d'autres professionnels, avec un clinicien, il est fondamental pour cette démarche.

L'attention proprement dite en direction du bébé dans son entourage psychique se trouve ainsi « stimulée », soutenue, travaillée et « désintoxiquée » par l'existence des autres temps, des autres espaces. Plus qu'une information sur la vie psychique du bébé, l'observation permet un contact direct avec sa vie émotionnelle.

Pour caractériser le travail de l'attention, des attentions, présent dans l'observation, du côté de « l'observateur », on peut souligner trois processus qui sont souvent confondus :
– celui de la *réception* des émotions ou des anxiétés. C'est le premier travail à réaliser, parfois le plus difficile, car la souffrance précoce s'accompagne de violence émotionnelle difficile à sentir ; il s'agit en effet d'angoisses de chute, de perte d'appui, de situations extrêmes où le sujet s'absente de lui-même pour ne rien ressentir. L'évitement de la souffrance étant « naturel », décider de faire une observation est déjà une possibilité d'entrer en contact ;
– celui où l'émotion, ou l'anxiété, est reçue, hébergée par l'observateur. Le travail pourra porter sur le « contenir » au sens restreint : ce contenu psychique pourra-t-il être « gardé en tête », pour être pensé ? Sera-t-il évacué avec plus ou moins de violence sur d'autres, empêchant ainsi sa transformation ? Ce travail est difficile quand l'intensité émotionnelle est trop forte, la souffrance du bébé déborde celui qui l'approche ;
– celui où un sens, une pensée, peut advenir pour *transformer* les éléments plus ou moins bruts des émotions et des anxiétés qui ont pu être contenues. La capacité de pensée a elle-même un effet de métabolisation en retour sur le sujet (à l'instar de la capacité de rêverie et des éléments *alpha* de Bion). Le temps d'après-coup est ici fondamental pour faire advenir un sens.

Plusieurs auteurs ont signalé l'importance de cette attention pour le bébé (Haag, Athanassiou, Houzel, Golse). Freud avait noté l'activité et la périodicité de cette fonction entre l'intérieur et l'extérieur. Chez Bion, l'attention va du côté de la croissance psychique, de la communication. Avec les bébés, on pourrait dire que la communication passe par des moments d'introjection mutuelle (Comby) où l'on retrouve ces caractéristiques. Par contre la non-communication due à une défense contre la souffrance psychique se caractérise par la rupture de ce va-et-vient et une fixation ou une saturation de l'attention. Dans ce travail de l'attention, la souffrance du bébé pourrait trouver « un contenant », un lieu psychique pour être abritée, hébergée, voire transformée. Ce processus peut être considéré comme une « symbolisation » très précoce, un véritable soin psychique (voir à ce sujet les travaux sur la symbolisation primaire de René Roussillon).

Cet ouvrage contient tout un « kaléidoscope » d'observations réceptives et soutenantes pour la vie psychique du bébé. Certaines reposent sur un dispositif de soin, celui de l'observation ; certaines découlent surtout de l'attitude attentive ou empathique du soignant ou de l'accueillant ; certaines décrivent avec minutie le comportement du bébé ; d'autres mettent plus l'accent sur le travail que le soignant doit réaliser ; toutes traduisent une même préoccupation pour la vie psychique du bébé.

Nous proposons ainsi un trajet où se succéderont :

– des observations auprès de la couveuse dans un service de prématuré ; celles du soignant qui se rend à domicile avant même la naissance avec Annick Simon et Jocelyne Roux-Levrat ;

– le temps d'accueil pour le bébé avec sa mère, où l'attention se trouve mise au travail, avec Joëlle Rochette et Nathalie Colas ;

– l'observation au long cours, sur plusieurs mois, que développe Patrick Mauvais autour d'un bébé accueilli et soigné en pouponnière ;
– l'exemple de l'arrivée d'une jeune enfant à la crèche, livré par Denis Mellier ;
– le cadre d'accueil pensé entre la PMI et un CMP pour des parents et leur enfant, avec Vincent Bompard ;
– la consultation avec un enfant handicapé et sa mère, par Jocelyne Roux-Levrat.

Mais le lecteur est libre de composer lui-même l'ordre de son menu…

Bibliographie

APPELL, G. ; TARDOS, A. 1998. *Prendre soin d'un jeune enfant. De l'empathie aux soins thérapeutiques*, Toulouse, Érès.

BARRACO, M. ; LAMOUR, M. 1995. « Dans les situations à haut risque, l'observation du nourrisson comme mode d'abord thérapeutique », *Dialogue*, 128, 81-92.

DAVID, M. (dir.) 2000. *Le bébé, ses parents et leurs soignants,* Toulouse, Érès, collection « Les dossiers de Spirale ».

GOLSE, B. (dir.) 1998. « L'attention », revue *Spirale,* n° 9, Toulouse, Érès.

LACROIX, M.-B. ; MONMAYRANT, M. (dir.) 1995. *Les Liens d'émerveillement. L'observation du nourrisson selon Esther Bick et ses applications*, Toulouse, Érès.

MELLIER, D. 2000. *L'Inconscient à la crèche. Dynamique des équipes et accueil des bébés*, ESF éditeur, 312 p.

MELLIER, D. 2001. « Temporalité, médiation et observation du bébé en psychanalyse et en clinique », dans B. Chouvier (sous la direction de), *Symbolisation et médiation*, Paris, Dunod (à paraître 2001/2).

MELLIER, D. ; ROCHETTE, J. ; FRANÇOIS, C. 1995. « Penser le bébé : le temps de l'observation », *Dialogue*, n° 118.

ROCHETTE, J. ; ROUX-LEVRAT, J. ; SIMON, A. ; MELLIER, D. 2001. « La prévention précoce à travers trois institutions, une attention "sur le fil du lien" », dans Claude De Tychey (sous la direction de), *Peut-on prévenir la psychopathologie précoce ?* Paris, L'Harmattan.

SANCHEZ, P. *et al.* 1998. *L'Autonomie des bébés*, Lyon, Cesura édition.

SANDRI, R. (dir.) 1998. « Le bébé observé », *Spirale*, n° 7, Toulouse, Érès.

SANDRI, R. (dir.) 1994. *L'Observation du nourrisson selon Esther Bick et ses applications*, Lyon, Cesura.

TARDOS, A. 1995. « Les règles de l'observation selon Emmi Pickler », *Dialogue*, 128, 61-66.

Annick Simon

L'observation attentive du bébé en néonatologie [1]

Un bébé seul, Winnicott nous l'a appris, ça n'existe pas...

Et pourtant ! Combien la solitude est leur lot à ces bébés nés trop tôt ou nés malades !

Solitude des bébés derrière la vitrine de leurs couveuses ou les barreaux de leurs lits.

Solitude des parents qui se vivent souvent étrangers (quand ce n'est pas intrus) dans un service où ils viennent rendre visite à quelques centaines de grammes d'une chair dont on leur dit,

Annick Simon, psychologue, psychothérapeute, secteur de psychiatrie infanto-juvénile, Roanne.

1. Communication à la journée de l'ARIP sur « L'observation du bébé selon la méthode Esther Bick », au CHS de Montfavet, le 30 octobre 1999.

paradoxalement, qu'elle est la leur, alors que l'équipe médicale s'en empare, en fait « sa chose ».

Solitude, aussi, des soignants, qui se trouvent confrontés d'une part à des patients qui n'ont pas « les mots pour le dire », dire l'arrachement de la naissance, dire la stupeur d'être là, dire la souffrance dans leur corps… d'autre part à des parents catapultés dans une situation parentale qu'ils n'étaient pas encore prêts à assumer… ou, du moins, pas dans ces conditions-là.

Solitude de nous deux, enfin, intervenantes venues du service de psychologie de l'enfant jusqu'à ce service de nouveau-nés, afin d'accompagner le séjour de ces tout-petits et de leurs parents, bien que les uns et les autres n'aient formulé aucune demande, fait part d'aucun désir…

Une psychologue, pour travailler l'ici-et-maintenant de la rencontre. Une assistante sociale, pour penser le retour à la maison, la vie de la famille dans la cité. Notre écoute, notre attention sont assez proches du fait que nous avons en partage l'expérience d'avoir vécu une analyse personnelle.

Personnel non médical, que faisons-nous dans ce lieu de réanimation néonatale où priment le geste, la technique, la rapidité… ?

Car nous ne « faisons » rien, nous ne touchons les bébés « qu'avec la voix, qu'avec les yeux… », comme le dit Catherine Druon. Nous n'avons aucun matériel. Nous ne semblons jamais pressées…

Et si tout cela était de la réanimation psychique !

Nous sommes comme des funambules dans le service. Nous marchons sur un fil, le fil des pensées que nous lançons vers chacun, le fil d'un équilibre plus que précaire dans ce lieu où notre présence tient du paradoxe.

Alors, pour moi, le balancier qui me permet de continuer d'avancer, de l'un à l'autre, et pour chacun dans ce lieu (bébé, parents, soignants), mon outil de travail, c'est sans doute ma formation analytique mais étayée de deux solides contrepoids :
– d'une part ce que j'ai reçu de vivant et d'une chaleureuse attention dans le séminaire de Catherine Druon à propos du travail en néonatologie ;
– d'autre part, la formation à l'observation du nourrisson selon Esther Bick telle que me l'a enseignée à Lyon Mme Comby.

Ce que je voudrais raconter ici, c'est l'histoire d'une promenade sur un fil, le temps du séjour de Dylan en néonatologie, avec ce balancier-là…

Dylan est né samedi matin par césarienne.

Lundi, comme chaque lundi, je me rends à la maternité afin de rencontrer les mères qui ont accouché de bébés mutés en pédiatrie néonatale.

Je me présente : « Vous êtes la maman de Dylan ? Bonjour ! Je suis psychologue dans le service de psychologie de l'enfant et, avec une collègue, j'accompagne le séjour de tous les bébés dans le service des bébés prématurés. Tout à l'heure, j'irai rencontrer votre petit garçon, mais dites-moi d'abord : comment allez-vous, vous ? »

Mme B. me sourit : « Oh je vais bien… tout va bien. Il est là. "Elles" m'ont dit qu'il va bien. »

Elle me raconte alors son accouchement dans un récit pauvre et dénué d'affects. Elle ne l'attendait pas si tôt, mais les docteurs ont dit qu'à 7 mois (de gestation) il pouvait vivre. Elle a déjà une petite fille de 13 mois et un petit garçon de 4 ans. C'est lui qui a choisi le prénom.

Elle n'évoque ni mari, ni compagnon.

Je n'interroge pas, et clos cette rencontre rapide en annonçant à la jeune femme que je serai dans le service des bébés prématurés une heure plus tard.

« J'irai moi aussi ! » me dit-elle.

Lundi 16 heures – Dylan a 48 heures.

Derrière la vitre de sa couveuse, je regarde ce petit garçon blond et rose qui dort paisiblement. Les bras sont posés souplement sur ses cuisses, les jambes sont allongées. Le visage est détendu et je me fais la remarque que, en effet, en dépit de ses 7 mois et 1 200 g, il semble aller bien.

Quelques minutes plus tard, sa maman arrive, me sourit. C'est moi qu'elle regarde, moi qu'elle retrouve.

Je lui demande : « Présentez-moi Dylan. »

Alors, ses yeux se tournent vers lui. « Il est bien beau. »

Le bras droit de Dylan (celui qui se trouve du côté où nous sommes) se soulève, puis le gauche. Il étire ses bras.

Puis, il allonge la jambe droite, écarte les orteils droits en éventail. Il fait un effort pour soulever ses paupières, mais n'y parvient pas.

Sa maman a un petit rire : « C'est trop dur ! »

Je souris : « Oui, c'est dur, mais quand sa maman est là, Dylan trouve que c'est intéressant, que ça vaut la peine de se réveiller. Pendant que je le regardais, tout à l'heure, il ne bougeait pas. »

Elle le regarde de nouveau. Ses yeux vont de lui à moi qui le regarde, et de moi qui le regarde, à lui. La tête de Dylan roule un peu sur la droite, son front se plisse à nouveau vers le haut. Elle dit encore, d'une petite voix : « Oh ! c'est trop dur… »

Le pied droit s'étire à nouveau, le gauche se replie, pied en dedans. Les bras remontent vers le visage, s'écartent doucement. Le droit retombe sur la poitrine. Dylan semble se rendormir, paisible. Je me sens sourire.

Mme B. recule d'un pas ; j'entends sa voix, petite, étouffée, qui dit douloureusement – à demi pour elle, à demi pour moi : « Je me demande. Est-ce qu'il se rend compte qu'il n'est plus dans mon ventre ? »

Je souris encore en me tournant vers elle : « Vous avez peut-être du mal à vous rendre compte qu'il n'est plus dans votre ventre ? C'est trop dur.

– Oui, un peu… Vous savez, je suis partie avec les enfants parce qu'avec le père ça n'allait pas. C'était au début de ma grossesse, mais je ne savais pas. Je suis venue ici parce que j'ai une tante. C'est au 5e mois que j'ai compris que j'étais enceinte. Au 6e, j'ai eu des contractions. Le docteur m'a dit que si ça arrivait, je ferais une fausse couche… On m 'a fait des piqûres, et samedi le docteur a dit : “Cette fois, les poumons sont prêts, on peut faire la césarienne.” Moi je n'y croyais pas. Ça ne faisait pas le temps. »

Je réponds : « Bien sûr ! Vous avez été enceinte seulement pendant deux mois. Vous avez du mal à le regarder dans la couveuse alors qu'il devrait être encore à l'abri, dans votre ventre. »

Elle a des éclaboussures de larmes : « Oui, c'était trop vite, rien n'était prêt. Heureusement, son frère avait trouvé le prénom !… »

Dylan, paisible – si paisible – dort. Et je pense au petit passager clandestin qu'il a été pendant cinq mois.

Après cette rencontre, je me propose (et je propose) de faire de Dylan l'objet d'un travail d'attention et d'observation particulier. À chacune de mes visites dans le service (trois fois par semaine), je reste quelques minutes devant sa couveuse. Je l'observe, et lui se réveille un peu. Il réagit à ma voix, son regard s'accroche au mien, puis il se rendort et alors je vais noter mes observations.

Dylan, 17 jours.

Sa maman a quitté la maternité depuis une semaine. Elle n'a pas de voiture, il y a les deux petits aînés. Elle vient rendre des visites « éclair » à Dylan tous les trois jours.

Lorsque j'arrive auprès de sa couveuse, je trouve Dylan couché sur le dos, visage tourné à gauche, vers le mur. Pour la première fois, il ne réagit pas à ma présence. Je le sens immobile, indifférent. Mon attention flotte. Je pense aux rares visites qu'il reçoit, à la solitude de sa maman, « délaissée » par son ami. Je m'évade encore plus loin… et mes pensées vont à Vanessa, la voisine de couveuse, livide, menue, dont la jumelle est décédée en cours d'accouchement. Et je pars plus loin encore… soucieuse pour un patient adolescent, « enfant de la DDASS » et victime de mauvais traitements dans sa famille d'accueil.

À ce moment précis, Dylan a un sursaut, ses bras s'écartent et se referment d'un geste sec sur sa poitrine : c'est le réflexe de

Moro. Je suis très émue. Est-ce possible, vraiment, que dans ma cascade de pensées à propos d'enfants seuls, abandonnés, maltraités, il se soit senti absent de ma tête ?…

J'ouvre le hublot de la couveuse. Je l'appelle : « Dylan ! Dylan ! Je suis là petit garçon. C'est vrai, tu étais loin de moi et je t'ai laissé tomber de mes pensées. Mais je reviens, me revoilà, tu sais. »

Sa tête a roulé sur la droite, front lisse. Il s'est rendormi paisible.

Je referme le hublot et reste un long moment auprès de lui. Un peu plus tard, je vais rencontrer la puéricultrice et lui fais part de mon souci pour Dylan que je trouve trop sage, trop docile, se faisant trop oublier (comme pendant les cinq premiers mois de son existence utérine).

Elle me dit qu'en effet on pourrait l'oublier. Il va plutôt bien sur le plan somatique mais il réagit peu aux soins. Nous convenons que je vais mettre un mot dans le cahier de relève des infirmières. J'écris : « Dylan m'inquiète, il dort trop, ne semble plus s'intéresser aux visites. Si vous avez du temps pour lui, il faut lui redonner envie d'être vivant ! »

Les puéricultrices, les auxiliaires se sont mobilisées autour de Dylan. Lui ont-elles parlé davantage pendant les soins ? Ont-elles moins critiqué sa maman qui vient trop peu et en coup de vent ?

Dylan, 24 jours.

Huit jours plus tard, lorsque j'ouvre la porte de la couveuse après l'avoir regardé dormir pendant sept minutes, Dylan ouvre les yeux… Et, pour la première fois depuis huit jours, son regard se met à chercher. Il va vers mon sarrau, flotte un peu.

J'appelle doucement : « Dylan ! Dylan ! Je suis là… oui, regarde moi. »

Le regard monte vers mon visage, accroche mes lunettes, trouve mes yeux. Alors, nous avons un bel échange « œil à œil », comme dirait Geneviève Haag.

En même temps qu'il me fixe, les lèvres du petit garçon ébauchent un léger mouvement de succion. Il me boit des yeux, des lèvres, il m'emmène à l'intérieur de lui. Ses yeux se referment. Sa bouche s'apaise peu après. Un moment plus tard encore, je vois une esquisse de sourire. Je murmure un « au revoir » et referme la porte de la couveuse.

La solitude discrète de Dylan me touche et je pense, une fois encore, à la solitude de sa maman. Alors, dans le cahier de relève, j'écris : « Dites à la maman de Dylan que je l'appellerai vendredi pour bavarder avec elle. »

La commission a été faite. Mme B., lorsqu'elle répond au téléphone, a une petite voix joyeuse ; elle me dit qu'elle est contente de m'entendre. Le retour à la maison avait été si dur ! Maintenant, elle peut commencer à penser que Dylan viendra habiter avec eux, peut-être bientôt…

Dylan, 1 mois.

Quand j'arrive auprès de Dylan, je trouve sa maman. La porte de la couveuse est ouverte ; la jeune femme tient doucement le pied gauche du bébé et le pétrit. Il étire sa jambe droite qui se pose sur l'avant-bras de sa mère. Les orteils s'appuient sur la peau, s'éloignent, reviennent, au rythme dont la maman pétrit l'autre pied.

Et, dans cette harmonie que je ne leur connaissais pas, Mme B. se met à parler d'elle, de son histoire familiale, de sa grossesse et de la peur qu'elle a eue, dans les derniers jours avant la césarienne, de perdre ce bébé, dont elle se serait fait avorter si elle n'avait découvert sa présence qu'au bout de cinq mois.

Il y a une demi-heure que Mme B. et moi regardons Dylan, une demi-heure qu'elle ponctue ses caresses au bébé de petites phrases qui me sont adressées.

Tout à coup, elle découvre que son « grand » va sortir de l'école. Vite, elle ôte sa main de la couveuse, referme la porte, et même mes mots à Dylan ne l'aident pas à s'adresser à son fils. La porte est fermée, la mère s'éloigne. Lui s'immobilise dans le sommeil…

À un mois et 10 jours, Dylan a quitté le service. J'avais continué d'appeler sa maman le vendredi après être restée un moment auprès du petit garçon.

Un jour du mois de juin, par hasard, j'ai rencontré Mme B. dans la rue. Elle tenait Dylan dans ses bras. Dylan qui était devenu un solide petit bonhomme au regard bien présent.

La maman est venue à moi, m'a saluée. Je lui ai dit quelques mots, et j'ai parlé à Dylan qui me roulait un regard contrarié.

« Eh bien Dylan ! » lui a dit sa maman d'un ton de reproche, « tu ne reconnais pas la dame qui venait nous parler quand tu étais dans ta couveuse ? »

J'ai ri, et je lui ai dit : « Tu m'as oublié... et c'est bien, c'est une vieille histoire »

La maman a répliqué : « Mais moi, je n'ai pas oublié. »

Ce que je voulais montrer, au travers de ce récit reconstruit par le biais de mes notes, c'est comment l'observation du nourrisson selon Esther Bick, un peu remaniée en une observation active et « soutenante », permet de rompre la solitude qui est le lot de chacun des partenaires du service de néonatologie.

Cela nous a permis de nous montrer plus vigilants à l'égard de ce petit garçon quand il a fui dans le sommeil, plus vigilants par rapport à la mère dans ce temps où elle a fui l'angoisse des visites. Et cela nous a permis de travailler en lien plus étroit avec l'équipe médicale.

Or, il n'y avait aucune demande : ni de la part du malade, ni venant de sa famille et pas davantage de l'équipe (Dylan était un bébé « tranquille »...).

Peut-être est-ce notre observation qui a suscité le désir que ça change, que ça vive chez les uns et les autres. Qui sait ?...

Bibliographie

BION, W.R. 1962. *Aux sources de l'expérience*, trad. française, Paris, PUF, 1979.

DRUON, C. 1996. *À l'écoute du bébé prématuré,* Paris, Aubier.

GROTSTEIN, J.S. 1981. *Splitting and Projective Identification*, New York, Jason Aronson.

Annick Simon
Jocelyne Roux-Levrat

L'observation attentive du bébé lors de visites à domicile

Les visites à domicile : voilà une pratique quelque peu insolite pour des psychologues, psychothérapeutes, psychiatres, plus traditionnellement respectueux de la démarche, de la demande des patients. Pourtant, depuis quelques années, certains d'entre eux s'y sont risqués, notamment autour de l'approche du tout-petit et de sa famille. Nous pouvons citer :

– dans les années soixante-dix, Selma Fraiberg et ses collaborateurs à Chicago, cherchant de nouvelles approches pour des

Annick Simon, psychologue, psychothérapeute, pédopsychiatre, Roanne.
Jocelyne Roux-Levrat, psychologue, psychothérapeute, Lyon.

populations non accessibles aux soins classiques. (*Psychothérapie autour de la table de cuisine,* Deborah Weatherston) ;
– l'expérience de Serge Stoleru et Martine Morales Huet (psychiatre-psychothérapeute) présentée dans leur ouvrage *Psychothérapie mère-nourrisson dans les familles à problèmes multiples* (PUF) ;
– la mise en place de l'unité de soins spécialisés à domicile du 13e arrondissement de Paris (M. David, M. Soulé, S. Lebovici, Martin Lamour, M. Barracco).

À la suite d'Esther Bick et de sa démarche de formation à partir de l'observation du bébé dans sa famille, toute une perspective préventive et soignante a pu s'ouvrir, s'appuyant sur la fonction thérapeutique de l'attention (en référence aux théorisations de Bion).

D. Houzel à Brest, puis à Caen, a développé un mode d'intervention à domicile s'appuyant directement sur la démarche d'Esther Bick, lorsque apparaissaient des troubles de la relation parents-enfants et dans des situations de psychopathologie sévère comme l'autisme (dans le cadre d'une prise en charge plus large).

La visite à domicile est une offre faite à des patients : bébé, jeune enfant, parents, pour tenter de les rejoindre là où ils se trouvent d'un point de vue géographique et d'un point de vue psychique. Le suivi à domicile est une médiation en ce qu'il tente d'offrir un espace de rencontre et de pensée, de contenance, là où patient et soignant risqueraient un chassé-croisé sans fin, lorsque nous sommes en deçà d'une demande formulable. C'est un maillon souvent précieux dans le réseau qui se constitue autour des patients, entre divers services médicaux, sociaux, psychologiques.

Annick Simon, psychothérapeute, formée à l'observation du nourrisson, présente un suivi au long cours de jumeaux – Isabelle et Alexandre – avec leurs parents rencontrés bien avant la naissance de leurs bébés. Elle va intervenir avec sa collègue Chantal Hache, assistante sociale qui a vécu, elle aussi, l'expérience d'une analyse personnelle…

Nous verrons comment, pas à pas, patients et soignants « construisent » ensemble. Un cadre de travail émerge, dont on pourrait souligner deux qualités essentielles : *la souplesse* (les soignants « suivent » la famille, les événements) ; *la fermeté* (ils « tiennent » la situation, sont garants du cadre, en assurent le rythme).

Au verset 29 du chapitre 31, le prophète Jérémie nous apostrophe :

> « Les parents ont mangé les raisins verts
> et les enfants en ont eu les dents agacées… »

Je ne résiste pas à la pirouette d'un jeu de mots facile, et j'énoncerai volontiers que notre travail d'intervenants venus de pédopsychiatrie dans le service de néonatalogie consiste à prévenir « le mal dedans »…

Prévenir ?… Comment ?

Par notre activité de *penser* : penser coûte que coûte, penser même quand « ça » devient impensable… Tisser des pensées là où ne séjournent que ces loups sauvages prêts à mordre, à déchirer, à détruire, que sont les affects primaires, inorganisés.

Bref, ce que je raconte là, c'est le travail de la fonction α, laquelle accueille le bombardement des éléments β sans en être détruite et qui, au-delà de les recevoir seulement, les range, les organise, de façon à pouvoir les restituer à l'envoyeur sous forme d'une pensée construite…

C'est ce que font les mères (la plupart). C'est aussi ce que cherche à réaliser le thérapeute qui a choisi Bion comme cadre de référence théorique. C'est notre cas pour ma collègue et moi. Notre pratique trouve son origine aux sources de l'expérience que nous avons vécue l'une et l'autre au long cours d'une analyse personnelle. Par ailleurs, de par sa fonction d'assistante sociale, ma collègue est plus orientée vers l'extérieur. C'est elle qui a le souci d'aider les familles à penser leur place, leur organisation dans la cité.

Quant à moi, psychologue et formée à l'approche psychanalytique de l'observation du nourrisson selon Esther Bick, mon travail est axé sur la fonction d'attention. Cette attention diffère de celle que pouvait préconiser Esther Bick dans le cadre d'un travail d'enrichissement personnel de l'analyste en formation. Ici, puisque notre champ d'intervention se veut « préventif » et parfois même « thérapeutique », l'attention sera non seulement observante mais aussi quelque peu active.

Chantal Hache et moi, nous définissons souvent comme les funambules du service… En effet, nous avançons sur le fil de notre activité de penser, cherchant l'équilibre à la source de nos formations personnelles et des cadres conceptuels que nous utilisons pour ce travail-là, dans son « ici-et-maintenant ».

Ici et maintenant nous utilisons essentiellement :
– la notion « d'objet d'arrière-plan » que nous devons à Grotstein ;
– la fonction *alpha* de la mère-thérapeute (Bion) dans sa bisexualité psychique (Didier Houzel) ;
– le processus thérapeutique décrit par Didier Houzel à propos du travail propre aux visites à domicile. Ce processus comporte quatre points : la fonction de *réceptacle* de la souffrance des parents, la fonction de *requalification* des parents, la fonction de *tri de confusion* des générations, la fonction de *support identificatoire.*

Mais les théories les plus belles, les cadres les plus solides auraient vite fait de devenir vieux fossiles s'il n'y avait la clinique… la clinique et nos patients.

Ores donc, il était une fois… la belle patiente, jeune femme intelligente et cultivée et diplômée… et psychotique.

Ses grands-parents, puis ses parents à leur tour avaient mangé les raisins verts de la maltraitance jusqu'à l'inceste, avaient noyé leur mal-être dans l'alcoolisme.

… Et c'est elle, Nadine, qui en avait eu les dents agacées…

Il était une fois son mari, jeune et bel ingénieur dont l'enfance et le passé étaient… tels qu'ils étaient, et tels aussi qu'il refusait obstinément de les évoquer.

Au terme d'une longue et douloureuse attente d'enfants (dix ans), il leur vint une promesse de jumeaux par l'opération d'une FIV.

… Mme Leblanc était enceinte depuis 4 mois et demi lorsque la psychanalyste qui la suivait en privé (au rythme de trois séances par semaine depuis trois ans) a fait appel à la pédopsychiatrie. En effet, depuis le début de la grossesse de la jeune femme, on assistait à une recrudescence des moments d'angoisse, des épisodes délirants. Par ailleurs, une malformation congénitale de son utérus rendait impossible l'accouchement à terme bien que la patiente soit déjà alitée.

Si les bébés parvenaient à venir au monde vivants, ils seraient obligatoirement prématurés et donc mutés dans le service de néonatologie où nous intervenons.

Alors, ce que nous demandait la psychanalyste – et qui était tout à fait inhabituel pour nous –, c'est que notre travail d'accompagnement commence dès ce 4e mois et demi de grossesse… et que nous allions rencontrer sa patiente, là où elle se trouvait, c'est-à-dire, chez elle, à son chevet.

En équipe, nous avons réfléchi à cette situation « hors de notre ordinaire ». Nous avons pensé que le travail pouvait, en effet, commencer dès maintenant et que notre attention à la future mère pourrait l'aider à donner une place à ses bébés non plus seulement dans son ventre mais aussi dans ses pensées.

Nous sommes convenues d'aller la voir à deux – Chantal Hache et moi – puisque nous serions ces mêmes deux personnes à accompagner le séjour en néonatologie. Deux aussi, pour nous dissocier nettement du cadre analytique de sa cure.

Enfin, nous avons posé comme condition préalable à cet engagement-là de pouvoir être accompagnées par une supervision auprès d'un analyste exerçant dans l'institution.

Lorsque nous avons voulu prendre rendez-vous, Mme Leblanc venait d'être hospitalisée pour menace d'accouchement prématuré. Or, nous n'avons pas pour mission de travailler dans la clinique où elle était suivie… Que faire ?

Nous avons vite trouvé notre réponse, puisque nous avions défini notre cadre de travail en disant que nous accompagnerions notre patiente là où elle serait.

Et c'est ainsi que nous sommes allées frapper à la porte de sa chambre. Une toute petite voix nous répond : « Entrez ! »

Nous entrons. Allongée, très à plat, toute menue, bras le long du corps… une statue de cire. Nous nous approchons d'elle, nous nous présentons.

« Oui…, dit la petite voix dans un demi-sourire : Oui, j'étais prévenue. Oui, je vous attendais. »

Nous demandons si nous pouvons rester un peu.

« Oui… asseyez-vous. »

Elle a une voix qui s'envole, comme un cri d'alouette, et ne retombe pas.

Nous nous faisons douces, nous essayons de retenir notre trop-plein de vie, nos gestes d'ouragan, pour venir nous asseoir – jumelles – auprès de son lit-berceau. Nous la prenons dans notre regard, dans l'attention, dans notre voix – tout doux –, comme nous le faisons avec les bébés prématurés. Comme eux, elle semble si fragile, son souffle ne paraît tenir qu'à un fil.

L'eau glougloute dans la robinetterie, des voix se répondent dans le couloir… Elle est comme un vase sans eau, sans fleurs… seulement belle. Elle nous regarde, figée dans son demi-sourire…

D'abord s'approcher de cet éprouvé-là : l'absence de vie, une vie gelée… barrage contre quel océan, quel volcan ? Celui d'une souffrance mentale insupportable ?

L'une et l'autre, nous pensons aux bébés – nous sommes là pour eux aussi – nous les cherchons… pas plus présents qu'un petit melon sous le bombé du drap.

Alors, le regard de la belle patiente rejoint les nôtres. Elle sourit. Elle dit que « ça » lui fait peur, des jumeaux. « Un déjà… mais deux ! » Comment fera-t-elle ?

Nous rions, et l'une de nous pointe : « Et nous qui sommes venues à deux, en jumelles. » Elle a un petit rire. Le premier.

Alors, elle parle… Elle se donne à voir – peut-être avec une certaine complaisance.

Si on savait – dans le service – qu'elle est « psychiatrique » (ce sont ses mots), on ne voudrait pas la garder. Elle n'hallucine pas, mais raconte ses hallucinations. Non, elle ne rêvait pas… c'était bien une hallucination quand elle est venue ici, hurlant parce qu'elle voyait les fœtus sanglants, un dans chaque main. Elle a, en elle, deux embryons mais « eux », les bébés, elle n'y pense pas… Sa mère le lui a bien dit : « Tant qu'ils ne sont pas là, ils n'existent pas ! »

Puis s'avancer encore dans cette forêt sombre, où « ne séjournent que des loups sauvages prêts à mordre, à déchirer ». Lieux des affects primaires inorganisés. Là encore tenter de ressentir. Et rester vivant, continuer à penser émotionnellement.

« Mettre de l'eau et des fleurs dans le vase, construire un bouquet. »

C'est peut-être cela : offrir un sol ferme, paternel, cadre interne du soignant.

Ici, elle se sent en sécurité. Elle ne lit pas, n'écoute pas la radio, ne regarde pas la télévision, ne voit personne… si ce n'est son mari, mais si rapidement… Elle est perdue dans le temps, ne connaît pas les jours de la semaine. Elle sait seulement qu'elle déteste les week-ends, Noël, la fête des mères et son anniversaire. Et, tandis que nous nous levons, c'est elle qui nous tend la main la première… une main qui vient doucement s'échouer dans la nôtre, et puis s'en va, comme une vague.

Dehors, nous sommes agressées par le printemps précoce… ciel bleu, cris d'oiseaux.

Chantal Hache dit sa sensation de quitter un ventre, et moi, j'ai l'impression d'avoir perdu mes contours… Nous aurons du mal à retrouver notre voiture, nous nous égarerons en chemin… Bref, nous sommes devenues ce qu'elle a déposé en nous de son absence d'enveloppe psychique.

Mais, dès la seconde visite, nous recevons les fruits de notre travail : Mme Leblanc sait que nous sommes mardi ; elle nous attend à 11 heures… Et surtout, quand l'infirmière est venue pour la peser, elle est montée sur la balance et s'est écriée joyeuse « Deux kilos dans la semaine !… »

Être là, fidèle, dans ce rythme trouvé, créé avec Mme Leblanc. C'est à elle, bien à elle.

Elle qui ne lit pas, n'écoute pas la radio ; elle, perdue dans le temps, va pouvoir anticiper ces rencontres. Elle peut attendre ses visiteuses et ses bébés.

À la veille de la quatrième visite, Mme Leblanc est mutée en urgence – par hélicoptère – à Saint-Étienne pour menace d'accouchement prématuré (5 mois 8 jours). En effet, à Roanne, il n'y a pas de réanimation pédiatrique.

Son mari nous téléphone... et c'est notre première rencontre avec lui. Il nous demande si nous appellerions son épouse « ... même à Saint-Étienne ? ».

« Bien sûr ! Nous irons même à l'hôpital Nord ! »

Et ainsi, fortes de notre cadre intérieur... nous avons poursuivi nos visites à domicile au rythme d'une puis deux fois par semaine pendant 2 mois et demi... à 80 km de notre lieu de travail et loin du domicile de la patiente...

Alexandre et Isabelle sont nés à 7 mois et 9 jours... Ils ont « échappé » à la réanimation néonatale...

Notre travail est bien établi à présent, non seulement auprès de la belle patiente mais avec le couple. M. Leblanc a débouché une bouteille de champagne pour fêter avec nous la venue au monde des jumeaux.

Puis, très vite, « Papa-Maman-chat », il veille sur ses enfants avec un soin jaloux. Il nous demande quel est le meilleur pédiatre de Roanne (pour toute réponse, nous sourions...), comment joindre la PMI, où trouver une travailleuse familiale...

Il pose ces questions, mais déjà il est en chemin pour contacter, rencontrer les diverses personnes qui pourraient... venir en aide au foyer (peut-être limiter les effets de la maladie de sa femme sur *ses* enfants ?)...

Être là, comme appui, soutien, objet d'arrière-plan sur lequel les parents peuvent s'étayer pour trouver leur chemin.

Un mois et demi plus tard, le retour à la maison paraît ébranler le fragile édifice de la famille nouvellement constituée et nous ne sommes pas trop de trois institutions (pédiatrie, PMI, pédopsychiatrie)... sans oublier la psychanalyste – pour soigner, étayer, porter dans nos pensées M., Mme Leblanc, Isabelle et Alexandre…

Là encore, l'observation active des bébés se montre d'une aide précieuse.

Ce jour-là… une semaine après le retour à la maison, je rencontre une famille épuisée. Huit nuits sans sommeil, des bébés qui régurgitent leurs biberons, des parents aux yeux cernés, Mme Leblanc dans la plainte… et son mari agacé par ces plaintes, excédé par les pleurs des enfants.

Il a pris une journée de congé, et lorsque j'arrive dans une maison aux volets clos (il est 15 heures), l'atmosphère est lourde, comme dans une cocotte minute…

Recevoir cette atmosphère de cocotte minute et toutes ces angoisses qui débordent M. et Mme Leblanc et les empêchent de trouver un contact apaisant avec leurs bébés.

M. Leblanc, tendu, sourcils froncés, arpente la pièce en tenant Alexandre dans ses bras. Le bébé a les yeux rivés sur le regard de son père qui, lui, ne le regarde pas.

Mme Leblanc va de la salle de séjour – où nous nous trouvons – à la chambre voisine où dort encore Isabelle : elle appréhende déjà le réveil et les cris de la petite fille…

M. Leblanc croise mon regard posé sur le couple qu'ils forment, lui et son petit garçon. Il sourit, sourit à son enfant, ses épaules tombent dans un geste plus souple. Il va s'asseoir sur le canapé.

M. Leblanc a-t-il pu prendre appui sur cette attention donnée à ce qui s'échange ou ne peut s'échanger entre lui et son fils ?

Sa femme soupire, dit sa fatigue. Dit qu'elle se lève toutes les nuits. Elle a peur que les voisins ne supportent pas les pleurs des enfants.

On entend alors un petit grognement qui vient de la chambre. La maman sursaute, le regard angoissé…

Le plus paisiblement du monde, je commente : « Et voilà une petite fille qui se réveille ! »

M. Leblanc se lève, cale Alexandre – soigneusement, silencieusement – au fond du canapé avec des coussins… Alexandre fronce les sourcils, les poings.

Je commente : « Ah ! Ce n'est ni le berceau, ni les bras de Papa. C'est encore ailleurs… »

La maman remarque alors que « les enfants aiment bien être sur le canapé. Ils observent les motifs de la tapisserie. » Elle se penche sur Alexandre : « N'est-ce pas ? Tu aimes bien la tapisserie… » Le regard du petit garçon se décolle du mur pour venir rejoindre celui de sa mère.

Oui, combien est difficile pour Mme Leblanc cette continuité auprès de ses enfants ! Que peut-elle leur donner, comme relais de sa présence ? Les motifs de la tapisserie ? Pendant la nuit, est-ce un trou noir ?

À ce moment, M. Leblanc arrive tenant Isabelle sur son bras. Ses yeux vont au sourire de sa femme, son visage s'éclaire aussi. Il lui tend la petite fille qu'elle prend – comme toujours – un peu loin d'elle.

Je souris. Alors la jeune femme, un peu timidement, rapproche la petite fille de son buste et lui offre un appui plus solide.

Mme Leblanc peut-elle prendre appui sur la présence du thérapeute, pour offrir cet appui-là à sa fille ?

Lorsque je partirai, au bout d'une heure, les enfants se seront endormis. M. Leblanc aura taquiné tendrement sa femme en se préparant un café qu'il boira en commentant : « Ça fait du bien... » (le café ? Ma visite ?).

Le temps passait. Nous étions de plus en plus rassurés de voir M. et Mme Leblanc prendre appui sur le processus thérapeutique offert par nos visites à domicile et devenir effectivement père et mère de ces enfants-là qui se développaient plutôt harmonieusement, même si certains points nous laissaient encore soucieuses.

Nous avions l'habitude de dire qu'ils allaient devant nous et que nous... nous n'avions qu'à les suivre. Vraiment, ils s'autorisaient de notre présence pour « aller de l'avant », inventer des solutions à leurs difficultés (qui demeuraient certaines, la situation s'était améliorée mais restait néanmoins préoccupante). Et, dans ce contexte, alors que les enfants avaient 22 mois, un beau jour, nous avons été « remerciées »... Tout allait bien, on n'avait plus besoin de nous.

Que faire ? Dire que nous n'étions pas d'accord, que c'était trop tôt ? Mais cela aurait été le contraire de ce à quoi nous avions travaillé pendant ces vingt-six derniers mois.

Alors, Chantal et moi avons dit que le travail ne nous paraissait pas terminé, mais que M. et Mme Leblanc sauraient faire appel à nous, s'ils le souhaitaient.

Le cœur un peu gros, nous avons croisé les doigts, attendu, renoncé à attendre un appel...

Puis, 13 mois plus tard...

Il était une fois le téléphone qui résonne dans le bureau de ma collègue assistante sociale. M. Leblanc appelle : « Nous aimerions bien votre avis. Alexandre bégaie… il refuse aussi d'aller sur le pot. Que faut-il faire ? »

« Que voudriez-vous que nous fassions ? », demande Chantal Hache…

« Vous ne pouvez pas venir à la maison ? »

« Oh… sans doute ! »

Et nous sommes revenues… Les enfants nous attendaient… et les parents aussi.

Nous avons repris contact comme si nous nous étions quittés une séance plus tôt. Les parents se sont à nouveau appuyés sur notre présence pour « avoir des idées », imaginer des solutions. Alexandre ne bégayait pas, sa sœur nous rendait un peu soucieuses par son hyperactivité…

M. et Mme Leblanc, qui avaient été chercher des solutions auprès du pédiatre, sont revenus « pas très d'accord », comme ils le dirent. « Le docteur ne veut plus qu'ils soient dans la même classe, mais nous, nous trouvons que la maîtresse est très bien. Pour la propreté, il dit de mettre des suppositoires à Alexandre, nous pensons que c'est violent… »

Annick Simon et sa collègue deviennent des témoins « actifs » de ce début de dialogue entre les parents, au sujet des enfants. Ils se parlent, échangent, confrontent des points de vue qui peuvent être différents sans pour autant menacer la famille d'éclatement. Ils deviennent autonomes. Parents… vraiment.

Isabelle cesse de se tenir à son hyperactivité.

M. et Mme Leblanc ont conduit Alexandre chez un psychanalyste qui a reçu le petit garçon pendant quelques semaines. Les symptômes ont cessé.

Cette crise-là est passée…

Nous continuons d'accompagner la famille de notre attention et paternelle et maternelle (merci à Didier Houzel pour le concept de bisexualité psychique qui a été le cadre de notre travail).

Un jour, bientôt peut-être (ou plus tard…), ils se seront assez décollés de nous pour aller seuls dans leur vie, prendre le large…

Alors, bon vent !

Joëlle Rochette
Nathalie Colas

En passant par le baby-club

Mères et bébés en groupe : transformation psychique et médiation par l'observation

En passant par la Lorraine
Avec mes sabots
J'rencontrons trois capitaines
Avec mes sabots don daine oh ! oh ! oh !
Avec mes sabots.
Ils m'ont appelé vilaine
Avec mes sabots…
Je ne suis pas si vilaine
Avec mes sabots…
Puisque le fils du roi m'aime
Avec mes sabots don daine oh ! oh ! oh !
Avec mes sabots…

(chanson du répertoire populaire)

Joëlle Rochette, psychologue clinicienne.
Nathalie Colas, auxiliaire puéricultrice. Accueil mère-enfant de l'IDEF case 16, 62, rue Lionnel-Terray, 69675 Bron cedex.

L'expérience que nous allons relater ici est issue d'une pratique en périnatalité dans le cadre d'un centre maternel. Ces institutions hébergent pour un temps variable des mères en difficultés, enceintes ou avec leur bébé de moins de 3 ans.

Pour ces mères isolées, rejetées, exilées, c'est l'environnement institutionnel qui se trouve, par la force des choses, à la place de l'environnement familial manquant. Ces femmes, à ce moment crucial de leur histoire, sont en situation de grande vulnérabilité.

Nous avons pu montrer, dans des écrits précédents [1], notamment à travers des petits groupes de présentation de bébé, que la groupalité fonctionnait comme une matrice, en même temps pour l'éclosion de la vie psychique du bébé et pour l'accès de ces mères à la fonction parentale.

En centre maternel, lorsque l'enfant paraît, le cercle de famille, l'enveloppe du culturel fait cruellement défaut : pas d'applaudissement, mais des silences, des fustigations ou des répudiations, qui entrent en résonance avec les défaillances qui ont marqué l'histoire infantile de ces femmes et la fragilité de leurs assises identitaires. À un moment où, justement, l'arrivée du bébé remobilise en elles leur part infantile, elles se trouvent dans la réalité sans groupe d'appartenance [2], pour mettre au monde leur bébé.

1. Voir à ce sujet les articles rédigés par J. Rochette (1999, 2000), et Nathalie Colas (1997).

2. René Kaës souligne que « d'un point de vue psychologique, ce n'est jamais une mère seule qui accouche, c'est le groupe, c'est la parentèle, le voisinage… ».

Un groupe pour naître, un groupe pour devenir mère en institution

C'est à partir de ces constats que nous avons développé dans l'institution, plusieurs dispositifs groupaux. Si le groupe est une dimension nécessaire, il n'est opérant, pour faire émerger et pour soutenir la vie psychique des accueillies, qu'à la condition d'être pensé dans un emboîtement complexe d'enveloppes, de cadres, et cela malgré l'apparente banalité d'un lieu.

Deux après-midi par semaine, un local spacieux, avec des jouets, du mobilier pour enfants, un coin salon pour les mères, est ouvert dans l'institution. Les mères passent ou s'installent, nourrissent leur bébé, entreprennent de jouer avec leur enfant. D'autres déposent le bébé sur le tapis de jeux et échangent avec d'autres mères ou encore se taisent. Les regards aussi circulent ou se taisent. Pourtant, derrière cette apparente banalité d'une « agora », il faut toute l'attention des deux accueillantes, *in situ*, mais aussi dans les arrière-plans successifs en coulisse, pour que le groupe puisse jouer un rôle de matrice.

Ainsi, nous allons montrer que le temps des séances en présence des mères et des bébés, le temps proprement dit de l'accueil, n'est qu'un élément de ce dispositif et que les différentes « reprises » élaboratives, après coup, vont être autant de pièces de l'édifice. L'observation, ou plutôt le travail de l'attention, que nous avons appris de la méthode psychanalytique de l'observation du bébé dans sa famille enseignée par Esther Bick, trouve, dans ces espaces d'accueil mère-bébé, des applications fécondes.

L'observation attentive peut devenir plus qu'un soutien pour la pratique, elle ouvre un cadre méthodologique pour la création de ces lieux de soin au sens large.

Lorsque la personne accueillie (c'est le cas pour ces mères et ces bébés qui fréquentent le baby-club) se situe bien en deçà d'une demande formulable, ce lieu où la position psychique du soignant est celle d'une réceptivité non interprétante vient, en quelque sorte, à la rencontre de la vie psychique, sans pour autant en faire la cible explicite, et du même coup en favorise peut-être le déploiement.

Cette méthode (c'est en cela qu'elle peut soutenir l'apposition du terme psychanalytique) croit au latent. C'est-à-dire qu'à chaque étape de la décomposition ternaire, le soignant et par ricochet le patient sont invités à s'intéresser le plus précisément possible aux productions des protagonistes, productions et comportements dans lesquels ils s'incluent, porteurs d'un sens pour chaque sujet. Il s'agit non pas d'un surdéterminisme où chaque geste, chaque parole échangés appelleraient une réponse, mais bien d'une capacité à se laisser surprendre, à surseoir à une réponse trop clôturante pour se donner du temps et une chance pour l'élaboration.

Le concept de l'attention, tel qu'il a été développé après S. Freud par W.R Bion, donne, comme le souligne D. Mellier (2000), « une dimension éthique au travail de l'analyste » et, par extension, du soignant qui se trouve dans un état d'esprit capable d'accueillir les projections du patient et d'exercer une fonction contenante comparable à celle que développe normalement la mère à l'égard de son bébé.

Un baby-club en centre maternel

Le baby-club est « un lieu dans un lieu » puisque les séances se déroulent dans un local spécifique au sein de l'institution. Il est ouvert potentiellement aux quarante-deux jeunes femmes et à leurs enfants, aux anciennes résidantes, contribuant ainsi « au service de suite » pour celles qui désirent garder un lien avec l'institution après leur départ.

Ce lieu garde une connotation institutionnelle, protégée. Il diffère en cela des maisons ouvertes, dont il est librement inspiré.

L'espace mère-enfant est animé, lors de chaque séance, par deux accueillantes : une auxiliaire de puériculture et une éducatrice de jeunes enfants (temps 1). Après chaque séance et deux fois par semaine, les accueillantes ont la consigne de prendre des notes, le plus précisément possible, sur ce qui vient de se dérouler (temps 2). Enfin, l'équipe est complétée par la psychologue qui assure les temps de reprise et d'élaboration (temps 3).

Le cadre de l'accueil est non contraignant. L'accueil reste ouvert pendant deux heures consécutives, sans inscription, ni engagement préalable et sans durée établie. L'effectif est variable, une dizaine de mères accompagnées de leur bébé à la fois, à trois ou quatre lors de certaines séances. Beaucoup de jeunes femmes se fidélisent et viennent très régulièrement. La règle minimale consiste à rester dans ce lieu avec son bébé, à respecter les principes élémentaires de civilité, et à partager le matériel proposé (jouets en abondance, goûter…) et l'attention des accueillantes.

D'apparence banale et sans visée directement soignante – on vient ici pour passer un moment avec son enfant autour du jeu –, le baby-club est pourtant et régulièrement le lieu où viennent se déposer une masse d'éléments bruts, très archaïques, non élaborés et comme en attente d'un contenant. Les accueillantes sont alors soumises à un bombardement émotionnel assez considérable. Ce fait tient à deux paramètres conjugués qui se potentialisent l'un l'autre : d'une part l'immaturité du bébé et l'archaïsme de son psychisme en construction, et d'autre part, la problématique infantile de ces mères restées souvent fixées à des stades très primitifs.

La présence du bébé et des anxiétés primitives constitutionnelles, en particulier la tendance de celui-ci à expulser des éléments *bêta,* ensemble d'éléments bruts sensoriels encore non liés à une forme identifiable (tels que les terreurs sans nom de chute, de liquéfaction, d'effondrement), provoquent chez sa mère une faillite de la fonction contenante et une réminiscence traumatique aux périodes de sa vie qui l'ont laissée sans objet de recours. Il s'instaure alors des effets de *feed-back* positifs où la désorganisation croissante d'un bébé mal contenu contribue à désorganiser le psychisme de sa mère.

Le soignant reçoit les anxiétés du bébé et l'impact dérivé des tentatives infructueuses de la mère pour traiter ces éléments reçus du bébé. Les capacités d'attention du soignant, lors de la séance, ne peuvent s'exercer que soutenues par l'arrière-plan que représente le travail de symbolisation dans l'après-coup.

Nous avons déjà avancé l'idée que l'observation agirait comme une médiation. C'est-à-dire qu'elle permettrait, face au matériel non verbal et aux faillites massives de symbolisation de certains patients, de mettre en instance ou encore de « mettre sur le métier », au sens freudien d'un travail psychique, des contenus qui sinon passeraient inaperçus, ou seraient recouverts par la pensée secondarisée, l'explication.

Comme S. Freud (1916-1917, p. 78) le souligne, au sujet des actes manqués ou des lapsus, qui partagent selon nous avec les détails d'une observation le statut de *rebut du monde phénoménal*, « ils sont des actes psychiques à part entière [...]. Nous avons augmenté le domaine des manifestations psychiques d'un champ tout à fait considérable et avons conquis pour la psychanalyse des phénomènes qui ne lui étaient pas auparavant rattachés ».

S. Freud précise encore : « Il y a un certain nombre d'autres phénomènes qui sont très proches des actes manqués, mais auxquels ce nom n'est plus approprié. Nous les appelons *actions fortuites et actions symptomatiques.* Elles ont également le caractère du non-motivé, de l'anodin et du peu important, mais en outre, plus nettement, celui du superfétatoire [...]. Je soutiens devant vous l'affirmation que tous ces phénomènes sont pourvus de sens et interprétables de la même manière que les actions manquées, qu'ils sont des indices d'autres processus psychiques plus importants, des actes psychiques de plein droit » (p. 79).

La méthode de l'observation propose de s'attarder sur les signes ténus de la vie psychique, de peser la massivité de certaines défenses archaïques, de percevoir, recevoir et contenir des éléments bruts de sens, infraverbaux, bref de recueillir les rebuts du monde phénoménal dont parle Freud.

Classiquement une médiation, à partir de la proposition « d'un médium malléable » (R. Roussillon), tel que la sculpture ou la peinture, favorise la mise en figurabilité d'affects, d'émotions, de pensées qui ne demandaient qu'à trouver un support d'inscription, un vecteur de symbolisation. Autant de matières psychiques premières qui seraient restées infrareprésentées, si elles n'avaient rencontré ce substratum.

Dans l'observation attentive, c'est le propre espace psychique du soignant qui va servir de medium malléable dans le sens où il va être offert comme « espace contenant » pour accueillir et transformer en objet psychique la matière brute non encore mentalisée.

À l'instar de la fonction que remplit normalement la mère auprès de son bébé, l'observateur va tenter d'opérer cette transformation que R. Roussillon situe comme précurseur de toutes les activités créatrices.

« Successivement, la matière première psychique va se projeter dans l'objet maternel, dans l'objet au sens psychanalytique du terme. Cela va ouvrir le champ de la métabolisation de l'expérience dans et part l'intersubjectivité. Les premières formes du symbole prennent naissance dans cette réunion, dans cette conjonction de la part de soi projetée et de la part de l'autre, réceptacle vivant et transformateur de cette projection […] » (Roussillon, 1998, p. 68). La symbolisation primaire ne peut se faire que dans la rencontre d'un autre psychiquement présent. L'observateur sera cet autre psychiquement présent pour la mère et le bébé.

Dans ce dispositif, on peut dire que c'est le travail de l'attention ou, plutôt, le travail successif des attentions aux différents niveaux, qui permet la création d'objets psychiques à partir de ce qui n'était auparavant que matière brute. Esther Bick nous a donné avec sa méthode d'observation un outil précieux, notamment la décomposition en plusieurs temps, qui vient démultiplier le phénomène d'attention et propose un emboîtement de cadre propice à contenir les impacts émotionnels.

Dans cette médiation, le matériel individuel et aussi le matériel groupal sont travaillés au sens d'une matière brute, étalée, dépliée, pétrie, transformée.

Cette matière est étalée, dépliée comme dans le moment d'écriture pendant lequel le soignant active en lui les traces mnésiques laissées par la séance. Cette saisie, dans ce qu'elle comporte de partiel, montre les blancs, les décrochages, ou au contraire la prévalence de certains éléments.

Lors du temps d'élaboration, cette matière est « pétrie à plusieurs mains », avec le souci rigoureux de ne pas s'éloigner de ce qui a été perçu par l'observateur. Les transformations sont présentes à toutes les étapes et déjà *in situ* au moment de la rencontre, puis dans la prise de notes.

Le séminaire permet que soient rassemblés et reformulés ces éléments qui seront plus ou moins intériorisés par le soignant. À chaque étape, le soignant est dans une attitude réceptive où il ne peut faire l'économie d'un engagement émotionnel intense.

Le cadre très ritualisé de l'accueil, la continuité et la régularité de ce dispositif, la reconnaissance institutionnelle dont il bénéficie contribuent à dessein, à atténuer et même à neutraliser certains éléments les plus inélaborables et à refroidir en quelque sorte cette exposition aux anxiétés primitives.

Voyons, dans deux exemples, les processus à l'œuvre.

Le souffle coupé [3]

Sandra vient très régulièrement au baby-club avec ses deux enfants : Laurine 20 mois et Dylan 9 mois. Depuis quelques semaines, les deux enfants de Sandra ont été placés à la pouponnière, en attente d'un départ en famille d'accueil. Sandra, elle aussi, en attente d'un logement, réside encore au centre maternel, implanté sur le même site que la pouponnière. Mère et enfants vivent donc séparément, mais dans la même institution.

L'observation que je vais rapporter maintenant se passe à la fin d'une séance du baby-club. Je suis aujourd'hui seule comme accueillante. Nous nous trouvons, un petit groupe de mamans, d'enfants et moi-même, à l'extérieur du local, juste sur le perron. L'heure de la séparation approche, les jeunes femmes rassemblent les derniers jouets tout en prolongeant leurs discussions. La scène qui suit est brève et soudaine.

Laurine vient de se saisir d'un jouet laissé sur le sol par un autre enfant. Mais ce dernier s'aperçoit que le jouet lui est subtilisé et le réclame à Laurine. Rapidement, le ton monte entre les deux enfants. Sandra, la mère de Laurine, n'a pas été témoin directement de la scène, mais elle intervient. Elle saisit

3. Observation rapportée par Nathalie Colas.

d'un geste rapide le jouet entre les mains de sa fille et le tend à l'autre enfant.

Laurine recule alors légèrement, se raidit, puis s'immobilise. Son regard se modifie, ses sourcils se froncent, ses yeux se plissent. Son visage est saisi par une expression d'inquiétude, de sidération, puis de colère. Elle se jette alors sur le sol, crie, puis se met à pleurer. Laurine est, tout d'abord, prise par une bruyante crise de larmes. Rapidement, celle-ci cède et laisse place à un autre état. Étendue sur le sol, presque figée, Laurine cherche maintenant sa respiration. Sa bouche reste ouverte mais pas un souffle ne semble pouvoir s'échapper. Son teint pâlit rapidement, ses lèvres deviennent violettes. Ses yeux sont écarquillés, son regard est fixe et dirigé en l'air. Immobile, la bouche entrouverte, aucun mouvement ni son ne paraissent pouvoir sortir de son corps.

Sandra, la maman, a le visage fermé et marqué par la colère. Elle est très agitée, et se tient tout près de moi. Puis, Sandra s'assoit sur un petit banc, et se place rapidement de côté, tournant ainsi le dos à Laurine.

Les discussions autour de nous ont diminué. Les bruits environnants, les cris des enfants me paraissent amoindris. Le reste du groupe, très proche, a ralenti son activité. Les jeunes femmes sont à leur tour précipitées dans un certain silence. Aussi, l'immobilisme et l'état de sidération dans lequel est plongée Laurine me semblent s'être propagé d'elle à moi et à l'ensemble du groupe.

Je me tiens entre Sandra et Laurine, et suffisamment proche pour les voir toutes les deux. Pourtant, je n'interviens à aucun moment. Je me sens moi-même envahie par une sensation de lourdeur, une immobilité m'empêchant de faire le moindre mouvement. Presque sidérée, je suis dans l'impossibilité de réagir, de parler. J'ai le sentiment d'avoir à mon tour le souffle coupé. Je ne peux que regarder Laurine et Sandra, l'une après l'autre.

Laurine hoquette à plusieurs reprises et commence à pouvoir reprendre son souffle. Elle tourne la tête à droite, à gauche à plusieurs reprises, puis peut alors pleurer. Après quelques minutes, ces pleurs cessent. Elle demeure allongée sur le sol, où elle paraît lentement se réveiller, se réanimer. Laurine se relève, son visage est encore très pâle, brouillé par les larmes. Elle a du mal à bouger, elle titube un peu, elle semble toute molle, un peu abrutie. Elle m'apparaît épuisée.

Venant à mon tour de sortir de ma propre immobilité, j'interpelle Sandra. J'essaie, alors, de lui dire quelque chose du malaise de Laurine. J'ai le sentiment d'avoir beaucoup de mal à parler, à expliquer à Sandra le spasme du sanglot dans lequel sa fille était plongée. Je trouve difficilement mes mots, mon discours est lent, je suis comme engourdie.

Sandra est encore très tendue. Son corps et les traits de son visage sont crispés. Elle s'active autour de moi sans que je puisse vraiment voir ce qui l'agite ainsi. Tout en étant relativement proche de Laurine, elle l'évite. Son regard est sans cesse dirigé dans une autre direction. Je la sens incapable d'approcher Laurine, ni même de la regarder.

Laurine a trouvé sa tétine qu'elle tète en la tenant d'une main contre sa bouche. Elle se déplace lentement, entre nous, ne cherchant pas à s'arrêter près de l'une ou de l'autre. Elle semble même déambuler, perdue parmi le groupe restreint que nous formons. Elle me paraît devoir retrouver un chemin jusqu'à nous.

À son tour, le groupe de jeunes femmes se manifeste et interpelle Sandra à propos du spasme de Laurine. Ce à quoi la jeune femme répondra : « Ce n'est rien, elle a fait un caprice. »

Voyons maintenant comment l'éprouvé brut de l'observateur va pouvoir, sans doute à l'identique et en écho avec ce que vit l'enfant et, de surcroît, avec l'inadéquation de la réponse maternelle, nous permettre d'approcher la réalité psychique de ce moment.

Lors de cette scène éprouvante, Laurine reçoit d'abord un impact très violent et inexpliqué lorsque sa mère lui prend des mains le jouet pour le tendre à un autre enfant. Ce geste sans parole prend une valeur insoutenable pour Laurine, la laissant sidérée, le souffle coupé.

Nous pouvons nous interroger sur l'état émotionnel dans lequel va se retrouver Laurine, faisant écho et rappelant, tel un souvenir réminiscent, un vécu psychique antérieur, une expérience préalable : celle de la séparation d'avec la mère lors du placement des enfants à la pouponnière.

Ainsi, ce « jouet arraché » sans explication prend la valeur d'une faillite dans l'organisation représentative de Laurine et la situe face à une douleur psychique intense, à un sentiment d'« agonie ». On pourrait parler d'« agonie primitive » (Roussillon, 1999) dans le sens où la désorganisation psychique à laquelle est confrontée Laurine a lieu dans des conditions telles qu'elle ne peut être élaborable.

Le geste maternel, sans parole, sans tentative de mise en sens, vient donc s'inscrire comme un acte réminiscent et rappeler la douleur d'une précédente séparation, qui pourrait s'être effectuée également sans explication suffisante pour l'enfant.

Je serai, ce jour-là, le proche témoin du geste maternel et de la scène qui suivra. Aussi, la lourdeur et le sentiment diffus d'immobilité qui vont m'envahir me semblent-ils faire écho avec le vécu même de Laurine. Je me trouve, à mon tour, prise par la même paralysie psychique interne, étant confrontée de façon directe avec celle vécue par l'enfant. Il s'agit donc bien du même impact reçu par Laurine et éprouvé par moi : un impact dont l'effet est l'équivalent d'un sentiment de sidération, d'une paralysie à penser, à agir, voire à respirer.

Il s'agit tout d'abord d'un ensemble de ressentis sensoriels, kinesthésiques, tactiles, auditifs. Ce « magma émotionnel » est encore démuni de sens et de contours psychiques suffisamment identifiables. Il est également bien en deçà d'une pensée construite.

Lors de cette séquence, mon attention va et vient entre Laurine et sa mère. Cette alternance de regard portée à l'une et à l'autre témoigne de ma volonté à rester émotionnellement présente à la situation. Or, malgré une certaine « mise à l'épreuve », je ne vais lâcher ni la mère, ni l'enfant, cela grâce à ce va-et-vient constant de mon attention, en contribuant ainsi à recréer un lien.

De plus, mon attention dirigée vers Laurine me semble correspondre aux affects partagés avec elle. Il s'agit tout d'abord d'un affect de désarroi devant sa souffrance et, d'un sentiment d'alliance contre sa mère.

Les trois temps du dispositif de l'observation que nous utilisons dans le cadre de notre travail seront nécessaires pour « rendre psychiques » et pensables ces agglomérats d'éléments reçus tout d'abord de manière brute et impensable.

Ainsi, lorsque je repenserai à la séance dans le temps de l'écriture, je serai tout d'abord envahie par un sentiment de colère à l'encontre de Sandra, que je percevrai alors comme froide et injuste. Son attitude m'assigne par défaut à être à une certaine place : celle de témoin de cette scène, tout en étant envahie par un sentiment d'impuissance.

Sandra, qui est alors dans l'incapacité à être dans un mouvement dépressif, exporte son ressenti. Je vais ainsi me trouver temporairement habitée par le même éprouvé, me laissant cette impression d'inutilité.

Ce sentiment tel que j'ai pu le ressentir sera rapporté lors du troisième temps : temps d'élaboration en groupe. Il nous permettra, par un travail élaboratif, de désintoxiquer un vécu brut, d'appeler un travail de pensée et d'amorcer une fantasmatisation.

Lors de son placement à la pouponnière, Laurine a vécu un arrachement. Sa réponse émotionnelle, son désespoir qu'elle nous communique alors, permettraient de comprendre la faillite symbolique et l'agonie dans laquelle elle peut se trouver, lorsque, dans l'instant, un simple jouet lui est subtilisé.

D'autre part, le silence tel que j'ai pu le percevoir nous a fait associer sur le blanc (par absence de mots) que Laurine a dû vivre lors du placement. Nous pourrons rompre ce silence pendant la séance suivante, en nous adressant directement à elle.

Voyons à présent le deuxième exemple.

Le bébé dans la cité interdite [4]

Marina est une jeune femme mince avec de longs cheveux bruns. Marina est née en Colombie et a été adoptée à l'âge de 7 ans. Mineure, elle est placée au centre maternel depuis son 7e mois de grossesse. Dès le début de son séjour, nous entretenons des relations difficiles avec elle. Elle ne veut pas nous parler, et reste distante. Elle ne souhaite pas être accompagnée dans ses démarches.

À la naissance de Malik, Marina continue d'avoir le même comportement. Elle veut s'occuper seule de son bébé, décline toutes propositions d'aide. Elle refuse également que l'on prenne le bébé dans les bras. Elle ne veut pas qu'on lui parle. Elle tourne Malik de telle façon qu'il ne puisse pas nous voir, ni que nous puissions le regarder, tout en restant dans les locaux communs.

Ainsi, je suis très surprise, cet après midi-là, lorsque je vois apparaître Marina derrière la porte du baby-club. Ma toute première pensée est même de me demander ce que Marina vient chercher en venant ici.

Plusieurs jeunes femmes sont déjà là avec leurs enfants, lorsque Marina pousse la porte du baby-club. Elle tient Malik (3 mois) dans ses bras. Le bébé est face à elle. Elle nous adresse un bref bonjour, du bout des lèvres.

---

4. Observation rapportée par Nathalie Colas.

Mon étonnement passé, j'éprouve un réel plaisir à voir cette jeune femme et son enfant dans ce lieu. Marina se dirige vers le coin des bébés. Elle installe Malik sur un tapis et place au-dessus de lui un mobile musical.

Marina va ensuite s'installer un peu plus loin, vers le groupe de jeunes femmes, autour d'une petite table où sont servis du thé et des biscuits. Sophie, l'autre accueillante du groupe, s'installe près de Malik et interpelle le bébé. Marina intervient alors, en demandant à Sophie de ne pas prendre le bébé dans les bras.

Quelques minutes plus tard, Marina sort de la pièce, sans prévenir, pour fumer une cigarette. Elle se tient devant le perron. Malik se met à remuer un peu. Le mobile vers lequel son attention était entièrement dirigée vient de s'arrêter. Malik grogne légèrement, puis un peu plus fort. Il commence maintenant à pleurer, agitant les pieds, puis les bras.

Je me dirige vers Malik, lentement, pas comme à l'accoutumée. Je suis maintenant près de lui. Je lui dis quelques mots, sans pour autant m'accroupir. Malik a cessé de pleurer, il me regarde avec attention. J'ai l'impression qu'il me dévisage, me laissant alors un sentiment de malaise. Une fois le mobile musical remonté, je m'éloigne de lui.

La mélodie ne semble pas satisfaire Malik. Le voilà qui grogne à nouveau et émet quelques pleurs. Je l'entends pleurer, pourtant, je mets quelques secondes à m'approcher à nouveau. Je me tiens debout près de lui. Je croise son regard une première fois. De nouveau, il me regarde, et cette fois-ci avec un peu plus d'insistance. Je m'assois près de lui. Malik continue de me fixer. Il me donne l'impression d'être très attentif.

Il est presque immobile. Malik esquisse un sourire, puis attend, tout en continuant de me regarder. Malik se met à sourire à nouveau. Il s'agit là d'un sourire auquel son corps entier semble participer. Il tend les bras et les jambes, par intermittence, comme s'il était pris de petites secousses. Je me mets alors à lui parler, tout en faisant bouger le mobile musical au-dessus de lui.

Je suis toutefois envahie par un sentiment confus, où rester près de ce bébé, supporter son regard et le prendre dans mes bras me paraissent difficiles. Je ne suis pas à l'aise près de Malik. Je suis prise par un sentiment d'ambivalence : j'éprouve le désir de prendre soin de ce bébé, de l'installer plus confortablement au milieu des coussins, mais mon élan est interrompu.

Marina entre à nouveau dans la pièce et vient nous rejoindre. À peine est-elle près de nous que je lui dis : « Malik pleurait un peu, je ne l'ai pas pris dans les bras. »

Marina ne répond pas, elle prend le bébé dans ses bras et le tourne prestement contre elle, tout contre son sein. Je ne peux plus voir le visage du bébé. J'ai le sentiment que Marina se tient un peu pliée vers son bébé, comme si son corps voulait l'envelopper tout entier.

Puis, soudainement et sans dire un mot, je m'éloigne, ne me sentant bizarrement pas à ma place, ou encore me percevant la spectatrice d'un bébé qu'il n'est plus possible de regarder.

Plus tard, Marina dépose à nouveau Malik sur le tapis. Elle se lève et cherche la boîte de biscuits. Elle s'en saisit, s'assied par terre devant Malik, place la boîte de biscuits entre ses jambes et se met à les manger l'un après l'autre.

Je suis agacée par son comportement et lui adresse alors plusieurs remarques sur le fait qu'elle s'approprie la boîte. Marina ne paraît pas m'entendre. J'ai le sentiment d'être provoquée. Je reste à distance d'elle et de son bébé, tout en éprouvant sans cesse la nécessité de la regarder, elle et son bébé.

Rassasiée, Marina se lève, laissant la boîte sur le sol. Elle prend Malik dans ses bras, l'enveloppe dans une couverture avant de partir. Je suis soulagée de voir cette jeune femme et son bébé sortir du baby-club.

Ce jour-là, pendant la prise de notes, je partagerai avec l'autre accueillante mes sentiments d'hostilité envers Marina. Plus tard, lors de notre temps de travail en groupe, je ferai part des mêmes impressions, et c'est au cours de ce travail d'élaboration que je vais pouvoir mettre en sens l'attitude de Marina. Il me semble que l'ambivalence de cette jeune femme à rester dans ce lieu en notre présence s'exprime d'une part dans ce va-et-vient entre l'intérieur et l'extérieur du lieu, qu'elle met en scène en sortant pour fumer une cigarette. Cette alternance entre temps de présence et temps d'absence est sans doute l'illustration métaphorique de son envie et de sa crainte, de son attraction et de sa répulsion à être dans un début de lien avec nous.

D'autre part, cette mise en scène externe de ses anxiétés s'exprime encore par sa présence-absence auprès de son bébé. Un bébé qu'elle lâche sans explication lorsqu'elle sort de la pièce, puis qu'elle reprend, enveloppe et remet en elle.

Ainsi, elle fait subir à Malik ses propres expériences de lien et de « lâchages ». De même, Marina ne souhaite pas que l'on « prenne Malik dans les bras ». Toutefois, lorsqu'elle sort pour fumer, celle-ci expose son bébé à notre regard, elle nous le donne à regarder.

Ne pourrait-on pas penser que ce bébé laissé avec nous, tandis que sa mère se tient derrière la fenêtre, est une première tentative de demander une aide ? Va-t-on s'occuper de ce bébé laissé seul ?

De plus, en sortant de la pièce, Marina ne met-elle pas de nouveau en acte l'abandon. Peut-on apporter un réconfort pour ce bébé laissé seul ? Peut-on l'adopter ? Qu'en est-il pour elle ? Est-il encore possible de l'adopter ?

La difficulté que je ressens à supporter les va-et-vient de Marina durant cette séance, tout comme cette gêne à être présente auprès de Malik, me paraît venir de la pulsionnalité contradictoire de cette jeune femme et de l'interdit qu'elle posera de prendre son bébé dans les bras. Mais cette jeune femme n'émet-elle pas, à son égard, cette même censure ?

Le comportement de Marina cet après-midi-là, illustre bien toutes les difficultés, voire son impossibilité, à être dans une demande réelle à l'égard des accueillantes. La fonction de l'attention même me permet toutefois de rester attentive et présente émotionnellement pour ce bébé. Si Marina est dans l'incapacité pour l'instant de le faire, Malik, quant à lui, « sait demander ». En effet, il pleure, il regarde, il attend, il appelle à nouveau.

Cependant, face à cette impossibilité à regarder et à approcher « le bébé interdit », je ne vais pas m'autoriser à installer confortablement Malik au milieu des coussins, tout comme il me sera difficile d'exprimer mon plaisir à voir dans ce lieu Marina, tant l'interdit qu'elle pose me semble prégnant. Enfin, l'attitude de Marina lorsqu'elle prend à nouveau Malik contre elle, tout contre son sein, me donne l'impression que de nouveau ce bébé est dans le sein maternel. Ainsi, j'ai le sentiment que quelque chose vient de se refermer, par ce bébé qui, soudainement, ne devient plus visible à nos yeux.

On pourrait également se poser la question de savoir de quel bébé nous parlons : s'agit-il du *bébé-Malik* ? Ou n'est-ce pas *la partie bébé* de Marina qu'elle nous a laissé entrevoir ?

Ce bébé roulé contre elle, en elle, non seulement ne me donne plus la possibilité de voir Malik, mais aussi me barre l'accès à Marina. Ainsi, je ne m'autorise pas à rester près de ce bébé, ni près de cette mère. Ma réaction sera dès lors de me lever et de m'éloigner.

Lors du temps de supervision en groupe, je vais tout rapporter de mes impressions d'avoir été instrumentalisée, vidée, niée et rejetée. Puis, nous évoquerons à nouveau l'histoire et le passé douloureux de cette jeune femme, dont nous avons eu connaissance pour avoir précédemment accueilli sa sœur aînée plus prolixe.

Le travail d'élaboration qui suivra permettra que les agirs de Marina autour de son bébé deviennent progressivement des scénarios avec un contenu fantasmatique, alors qu'ils étaient synonymes d'agitations incompréhensibles auparavant.

Le bébé souffrant à l'intérieur de Marina ne peut, pour le moment, que venir prendre, se nourrir, sans toutefois se laisser trop approcher et notamment reconnaître sa dépendance à un objet d'amour.

C'est donc en pensant que cette mère est elle-même en souffrance qu'il sera possible de passer d'un sentiment de frustration à une certaine compréhension de cette souffrance, et de pouvoir être dans une fonction d'accueil et de réceptivité autre, lors de la séance suivante.

Transformation et attention

Ces deux exemples cliniques montrent avec force la complexité de la position psychique des accueillantes et la fonction médiatrice de l'observation, sans laquelle les éléments inélaborés resteraient ignorés ou bien feraient retour en boomerang vers l'expéditeur. Cette fonction semble comporter au moins deux volets.

1. Dans un premier temps, il s'agit de rester présent à l'impact de ce magma émotionnel. À travers les deux vignettes cliniques présentées, on perçoit l'extrême difficulté à maintenir cette réceptivité à la vie psychique de la mère et du bébé (qui se trouvent dans des positions souvent antagonistes et venant s'exclure mutuellement) sans tomber ni dans des mouvements d'évacuation, d'évitement ou de fuite, ni dans des mouvements interprétatifs immédiats qui viendraient en quelque sorte écraser et condenser ces contenus.

Le dispositif avec sa décomposition en plusieurs étapes successives agirait, selon nous, comme une possibilité d'ajournement de la rationalisation hâtive. « Rester présent et se donner aussi du temps sont une chance pour l'élaboration », deviendrait l'adage de l'accueillante dans une sorte de *see and wait.*

L'accueillante utilise sa sensibilité, sa sensorialité, ses éprouvés corporels tout autant que l'écoute du matériel verbal. La « façon d'être » de la mère avec son bébé, avec le groupe et les accueillantes, façonne également le psychisme de l'observateur, créant une véritable coloration émotionnelle de ce moment :

2. Le deuxième volet solidaire du premier consiste à considérer *a priori* les agissements des sujets dans ce groupe ouvert, comme comportant pour eux-mêmes une tentative de dégagement, voire de création, de ce qui n'est pas élaboré psychiquement et qui vient se répéter et se représenter à leur insu.

L'intérêt que porte le soignant à la vie psychique du bébé et à celle de sa mère, à cette clinique de l'intersubjectivité que représentent les tout premiers liens, pourrait, par effet d'étayage et de répétition structurante (les mères viennent et reviennent dans ce lieu qui, au fil du temps, est investi d'une fonction de continuité, leur ayant fait préalablement défaut), restaurer quelque chose du lien primaire.

Sandra met à l'épreuve la résistance de la soignante qui « survit », au sens winnicottien du terme, à son apparente indifférence envers Laurine. Rester attentive au bébé sans lâcher la mère revient à enrayer le mécanisme de lâchage mutuel qu'elles pourraient ressentir : *enfant sans mère, mère sans enfant.* Sandra reviendra de façon régulière et dans un réel plaisir à partager du temps avec ses enfants, comme si elle avait pu faire sienne, notre capacité de rêverie.

Marina pourra-t-elle être plus en contact avec ce bébé interdit en elle, enclos dans ses souvenirs douloureux ou dans ses amnésies, *via* la préoccupation des soignants à l'égard de son propre bébé et leur tentative pour l'approcher ?

Nous espérons avoir montré « qu'en passant par le baby-club avec leurs sabots », ces mères en souffrance rencontrent, dans le moment à la fois critique et réceptif de la maternité, des enveloppes d'attention qui peuvent contribuer à leur parentalisation.

Bibliographie

BION, W.R. 1979. *Aux sources de l'expérience*, trad. franç., Paris, PUF.

COLAS, N. 1997. « Bébé en centre maternel : avec moi prend soin de ma mère », dans *Le bébé, ses parents et leurs soignants*, coordonné par Myriam David, Toulouse, Érès coll. « Les dossiers de Spirale ».

COMBY, A. 1990. « L'approche psychanalytique de l'observation du nourrisson dans sa famille : apport à la pratique psychiatrique », dans A. Carel *et al.*, *Le Nourrisson et sa famille*, Lyon, Césura.

FREUD, S. 1916-1917. *Conférences d'introduction à la psychanalyse*, 1999, Paris, Gallimard.

KAËS, R. 1979. *Crise, rupture et dépassement*, Paris, Dunod.

MELLIER, D. 2000. *L'Inconscient à la crèche*, Paris, ESF.

ROCHETTE, J. 1999. « Aux temps des relevailles : un groupe mère-bébé, pour contenir le chaos de la naissance », dans *Des Bébés exposés*, Toulouse, Érès, coll. « Mille et un bébés ».

ROCHETTE, J. 2001 « Médiations dans un groupe mères-bébés : le travail des attentions », dans C. Vacheret (sous la direction de), *Les Groupes à médiations*, Paris, Dunod.

ROUSSILLON, R. 1998. *Matière à symbolisation*, sous la direction de B. Chouvier, Paris, Delachaux et Niestlé.

ROUSSILLON, R. 1999. *Agonie, clivage et symbolisation*, Paris, PUF.

Patrick Mauvais

Des soins au long cours soutenus par l'observation partagée : histoire de Sonia

Le cadre institutionnel dans lequel s'inscrit ce récit est celui d'une pouponnière sociale accueillant quarante-huit enfants, dans laquelle la vie de ceux-ci et le travail des adultes s'organisent selon des principes très largement inspirés de ceux mis en œuvre depuis fort longtemps à l'Institut Emmi-Pikler.

Cela est vrai notamment pour le travail d'observation et l'ensemble des dispositifs organisationnels et des outils méthodologiques qui le sous-tendent :

Patrick Mauvais, psychologue, Association Pikler Lóczy de France.

1. Attention portée à chaque enfant au sein de son groupe de vie par ses soignants [1] et consignation écrite quotidienne, sur un cahier individualisé, des principaux faits, grands ou menus, qui ont jalonné sa journée et en restituent la tonalité.
2. Regroupement périodique de l'essentiel des données recueillies au fil des jours, à l'aide d'un guide organisé autour d'un ensemble de rubriques représentatives de la diversité de ce qui peut être observé et libellé de manière à permettre la rédaction d'un journal de développement de l'enfant, à la fois précis et vivant.
3. Présence régulière de tierces personnes en observation – puéricultrices encadrantes, psychologue – en vue de l'accompagnement des pratiques de soin, cette présence s'intensifiant lorsque le suivi spécifique de certains enfants en difficulté et le soutien de leurs soignants le requièrent.
4. Partage des observations entre soignants de l'enfant et « tiers observateurs » :
– soit dans l'immédiat après-coup du temps de l'observation, lors d'un bref échange qui permet d'évoquer certaines des impressions, émotions, interrogations suscitées par ce qui vient d'avoir lieu, de retrouver et de circonscrire facilement les instants qui ont été perçus, de part et d'autre, comme importants dans la dynamique du moment qui s'achève ;
– soit un peu plus tard et de façon plus approfondie en relation duelle ou d'emblée élargie, selon le degré de confiance

1. L'usage de ce mot, aujourd'hui plus communément admis dans cette acception, s'applique ici aux personnes qui prennent soin des enfants au quotidien et assument auprès d'eux un rôle maternant.

mutuelle, l'habitude et l'expérience qu'ont les soignants d'un tel travail et les bénéfices qui peuvent en résulter ;
– soit encore sous forme d'une transmission écrite par l'observateur de certains aspects de son observation et des pistes de réflexion qui, selon lui, semblent s'en dégager. Ce mode de partage peut compléter ou parfois même introduire des échanges verbaux ultérieurs. Il est en outre utile lorsque le temps fait défaut pour se parler à court terme, mais il est d'un usage délicat, au regard de la fixité de la chose écrite.

Ces précisions préalables devraient faciliter la lecture des lignes qui suivent.

Sonia est arrivée à la pouponnière à l'âge de 3 mois. Sa sœur jumelle est venue l'y rejoindre un mois et demi après son arrivée. Leur mère, débile légère travaillant en atelier protégé, n'a pu s'occuper d'elles. Elle s'alcoolise depuis longtemps et les deux enfants ont souffert d'une fœtopathie grave. Nées prématurées à 34 semaines, elles ont subi un retard de croissance intra-utérin : Sonia est née avec un poids de 1,4 kg et sa sœur Carole ne pesait que 770 grammes.

Après trois mois en néonatologie – gavée pendant le premier mois –, Sonia peut quitter l'hôpital. Cependant, elle est atteinte de deux malformations : l'une cardiaque, dont l'évolution est favorable ; l'autre beaucoup plus handicapante et qui, s'ajoutant à la fœtopathie, va majorer les difficultés d'alimentation et l'anxiété des adultes lors des repas. En effet, Sonia a une laryngomalacie qui gêne à la fois la digestion et la respiration, et un stridor congénital qui lui donne une voix éteinte. Enfin, la présence d'un reflux gastro-œsophagien, qui constitue un facteur de risque supplémentaire, conduit le pédiatre à prendre des précautions drastiques et à décider d'un coucher en position proclive, jour et nuit [2].

Bien des éléments sont donc réunis, qui sont susceptibles de favoriser des troubles alimentaires, et augurent mal de son développement tant physique qu'émotionnel et intellectuel.

D'emblée, le comportement de Sonia alerte les auxiliaires de puériculture qui prennent soin d'elle. Celles-ci notent sa tendance à éviter l'échange visuel, à détourner la tête ou à révulser les yeux en direction du plafond qu'elle semble « accrocher » intensément. Cherche-t-elle à retrouver la lumière des néons de l'hôpital ? N'est-ce pas aussi la soudaine confrontation avec un environnement étranger, la diminution importante des contacts avec sa mère, restée au chevet de Carole encore hospitalisée ?

Deux ou trois mois après son arrivée, Sonia est décrite à la fois comme triste et vigilante, réactive au moindre changement, en particulier à la présence de personnes étrangères, mais sans pour autant donner – loin s'en faut – de véritables signes de réciprocité et d'engagement dans l'interaction avec l'adulte, tels qu'on les observe chez l'enfant qui a construit de véritables liens interpersonnels. Les visites de la mère se déroulent dans une atmosphère agitée, marquée par la brièveté des

2. Cette position, qui entrave évidemment beaucoup les mouvements de l'enfant, sera cependant maintenue longtemps en dépit des sollicitations réitérées des auxiliaires, désireuses d'offrir à Sonia un plus grand confort et une plus grande liberté ; pour ces mêmes raisons, l'installation à plat dos sur le tapis de jeu – habituellement proposée vers l'âge de 3 mois – a été sensiblement retardée et introduite avec prudence.

échanges et l'incohérence, mais aussi par le délaissement de Sonia par sa mère, principalement centrée sur Carole.

En dépit d'un accompagnement soutenu de ces visites par l'infirmière, Sonia en revient avec des difficultés relationnelles accrues, lors du repas qui suit. Le bain est le seul moment où Sonia se détende un peu et se montre moins lointaine.

Après environ six mois de séjour – Sonia a 10 mois –, ses auxiliaires notent, en vue du bilan de développement : « Une grande difficulté à entrer en relation, plus facilement dans le regard à distance, avec parfois des ébauches de sourire, mais beaucoup plus problématique dans le contact corporel… il faut constamment la solliciter pendant le soin, et une fois le contact établi, il faut continuer… pour pouvoir le garder ; Sonia n'est pas constante et s'accroche plus aux choses qu'aux personnes. Pendant le biberon, au moindre mouvement brusque de l'adulte ou simplement non annoncé, elle s'en défend aussitôt en se contractant de la tête aux pieds. Les premières tentatives d'introduction de nourriture solide se soldent par un refus catégorique. Pendant l'habillage, Sonia observe beaucoup autour d'elle, suit les gestes de l'adulte mais conserve un visage fermé. »

Quand Sonia a un an, elles écrivent : « Sonia a toujours une grande difficulté à entrer en relation avec l'adulte. Une fois la relation établie, il faut une grande attention et de la constance : la moindre distraction de l'adulte et Sonia détourne aussitôt son regard. Lorsque nous l'installons pour le repas, Sonia est tendue, corps plié, ses jambes décollent de nos genoux, elle s'agite et pleure… la détente est précaire ; elle se recontracte très vite au moindre mouvement de l'adulte non préparé. » Et elles ajoutent : « Depuis une semaine, Sonia s'arrête brusquement en plein milieu de la tétée, se met à hurler et refuse le biberon. Sonia a la même inconstance dans ses repas et dans sa relation avec l'adulte. »

De fait, pendant de très longs mois, l'appétit de Sonia demeure réduit – quelques cuillerées salées, plutôt que sucrées – et soumis à d'infinies précautions pour ne pas détruire le très fragile accord, indispensable à la prise de nourriture, tant dans les ajustements tonico-posturaux que dans le rythme d'introduction des cuillers à moka, qui demande à être modulé de façon très fine, au gré des fluctuations bien peu prévisibles de l'attitude de l'enfant. À cette époque, nous restons souvent saisis par la soudaineté des enraidissements, dès la moindre rupture – sans doute vécue subjectivement comme telle par Sonia mais difficilement reconnaissable par l'adulte – de la continuité requise pour elle. Sur quels indices ou repères s'appuyer pour parvenir à une harmonisation plus solide ?

De tout cela, nous parlons abondamment, en essayant de repérer ensemble les petites améliorations de l'appétit, afin que soit conservée, en dépit des inquiétudes liées à la stagnation de la courbe de poids – 6,100 kg à 13 mois –, une attitude d'extrême souplesse et de respect des signaux des enfants (Carole a, elle aussi, de grandes difficultés alimentaires), sans fatalisme ni renoncement trop rapide, à proposer, avec des pauses, la nourriture. Peu à peu, à défaut de prendre du poids, Sonia commence à manifester du plaisir au cours du repas, dans des conditions très précises : les aliments doivent être soigneusement mixés, onctueux, pour être consommés paisiblement, sinon elle a des haut-le-cœur. Par ailleurs, les auxiliaires notent que, maintenant, « Sonia sait revenir dans la relation, se montre de plus en plus souvent contente quand on s'occupe d'elle et sourit à l'adulte qui s'adresse à elle à distance ».

Pour ma part, je constate, avec un optimisme plus modéré, lors d'observations répétées des repas de Sonia – toujours pris sur les genoux de l'adulte [3] –, qu'elle suscite activement et plus fréquemment des moments de pause, consacrés à une contemplation intense du visage de celui-ci. Cette attitude est d'autant plus saisissante qu'elle contraste avec l'apparence presque inaccessible qui était la sienne l'instant auparavant et semble exprimer, en différé, l'étonnement émerveillé du tout-petit devant le visage de l'autre. Le plus souvent d'ailleurs, comme nous le constaterons encore parfois jusqu'à son départ, cette focalisation visuelle et cette « plongée » dans le regard de l'auxiliaire [4] ne sont pas directes mais transitent d'abord par une sorte de pivotement de la tête du côté opposé, comme si Sonia s'accrochait d'abord à elle-même, pupilles dirigées vers le haut de l'œil, avant de « s'aventurer » dans cette rencontre. Cependant, cela peut être plus soudain et inattendu.

La mise en évidence de ces alternances si contrastées, la réflexion en équipe et les hypothèses formulées sur leur signification et leur rattachement à un processus de développement perceptible, quoique incertain et difficile, constituent à cette époque un soutien primordial de l'attention portée à l'enfant et de l'espoir dans nos possibilités de progrès ainsi que dans nos

3. Celui-ci est assis dans un fauteuil, pourvu d'accoudoirs et rehaussé par des coussins qui soutiennent le bras « porteur ».

4. Je me réfère bien sûr ici aux travaux de G. Haag.

capacités soignantes. En effet, nombreux demeurent les moments de marasme et de prostration, ponctués par intermittence de courtes séquences au cours desquelles Sonia fixe et manipule certains objets, ou joue avec ses pieds, allongée sur le dos.

Avril 1999

Sonia prend parfois des initiatives gestuelles envers l'adulte, et cherche à lui toucher les cheveux et le visage.

Juin 1999

Les signaux affectifs s'intensifient : Sonia accueille l'adulte avec le sourire, « en agitant ses membres », disent ses auxiliaires. La tétée est devenue un moment beaucoup plus agréable et plus stable sur le plan émotionnel. Elle fixe davantage l'adulte, en saisissant le plus souvent sa main ou son doigt. Elle adresse des messages plus clairs : ainsi réclame-t-elle maintenant, en s'agitant et en pleurant quand elle n'est pas rassasiée ; de même elle repousse la cuiller de la main quand elle n'en veut plus. En activité libre, sur le tapis, elle ébauche – enfin !... serait-on tenté de dire, puisqu'elle a alors 16 mois – la posture « sur le côté, en appui sur l'avant-bras », intermédiaire avant la position assise, « prend les objets à pleines mains et les observe sous différents angles », écrivent ses auxiliaires.

Été 1999

Sonia a 18 mois. Elle acquiert la maîtrise de la position assise et fait ses tout premiers essais à quatre pattes.

Octobre 1999, Sonia a 20 mois.

Elle sourit à ses auxiliaires dès leur arrivée dans le groupe, commence à se montrer impatiente de voir arriver son tour, suit très attentivement les allées et venues de la cuiller et ouvre une grande bouche. Les « soins » prodigués au moment des repas semblent vraiment avoir porté leurs fruits.

Cependant, les auxiliaires la disent très souvent « silencieuse ». De fait, outre ce silence impressionnant car presque constant et à peine rompu par quelques très rares essais d'émission de sons en partie empêchés par le stridor, c'est surtout la persistance de signes de dépression majeurs, « essentiels » – comme les désignent les psychosomaticiens – qui alerte : inertie, atonie thymique, retrait. Compte tenu des progrès accomplis par ailleurs, nous y sommes d'autant plus sensibles.

L'indifférence morne de Sonia, pendant de très longs moments sur le tapis, cède par moments la place à une manipulation d'objets répétitive et qui semble très stéréotypée : par exemple le geste de faire coulisser inlassablement des anneaux de couleur sur les deux axes de plastique qui forment les jambes d'un petit clown, pour lequel elle ne manifeste aucun intérêt en tant que tel.

La motricité est peu investie, l'intérêt pour l'environnement proche très réduit. Lorsque Sonia croise le regard de l'observateur, cet événement suscite le plus souvent une stéréotypie oculaire ; elle louche, puis évite le contact visuel, en fixant le plafond comme au tout début. Parallèlement, depuis fort longtemps, mais de façon plus marquée depuis que Sonia a conquis une plus grande motilité, les mouvements rythmiques et activités autocentrées de balancements, cognements, frottements, occupent une place importante dans sa journée : dans son lit, la tête sur le matelas ou contre les parois ou les barreaux de celui-ci, au point que progressivement une alopécie très sévère est apparue sur le sommet du crâne et le haut de la nuque ; sur le tapis, avec les barrières de bois du parc ou le mur adjacent, ou bien avec les objets, abondamment cognés contre le visage et le front, d'une manière qui, au même titre que l'extrême raideur qui demeure souvent la sienne sur les genoux, évoque la très grande difficulté d'intériorisation des enveloppes maternantes et l'absence d'intégration des limites corporelles.

Ainsi se trouvent réunis un certain nombre de traits autistiques très préoccupants, qui ne laissent pas de nous questionner sur les possibilités développementales et relationnelles de Sonia, sur l'origine et sur le degré de réversibilité de ces troubles. Quelle est la part du vécu de persécution et d'intrusion lié aux soins hospitaliers en période néonatale, notamment au gavage ? Celle du vécu d'insécurité et de carence relationnelle, en lien avec cette hospitalisation, puis avec l'arrivée dans une nouvelle collectivité et la perte quasi complète de sa mère ? Celle de toutes ces difficultés d'ajustement mutuel initiales, lors des repas ? Celle de la privation de liberté prolongée qu'a pu représenter la position proclive [5] ? Celle enfin des incidences des conditions de la grossesse, en particulier sur le développement intellectuel ?

5. On peut penser que cette position, liée au souci – bien compréhensible par ailleurs – de la sécurité de l'enfant, a généré d'une part une situation de relatif isolement, et d'autre part des sentiments d'enfermement et d'impuissance, comme en ont témoigné avec acuité les difficultés d'endormissement de Sonia essayant vainement, la nuit, de se retourner dans son lit.

Répondre de façon précise à ces questions est évidemment impossible. Mais nous sommes alors d'autant plus attentifs à observer et à tenter d'apprécier avec les auxiliaires la teneur des signaux corporels que Sonia émet, en particulier quand, à l'approche de son repas, elle se tourne vers l'endroit où celui-ci est donné et se met à sourire, tandis que l'adulte prépare le nécessaire et l'en avertit ; attentifs à rechercher ensemble comment, en retour, commenter ces « messages » de façon bien perceptible par elle et soutenir ainsi les mouvements encore fragiles qui la portent vers l'adulte et vers autrui.

À la mi-octobre, soucieux à la fois que les signes de mal-être évoqués plus haut ne soient pas banalisés et que les manifestations de ressources et de progrès soient soutenues, j'écris assez abondamment sur le cahier de Sonia, pour ses auxiliaires : « Autant j'ai été inquiet la semaine dernière du retrait de Sonia, de la prédominance de ses activités stéréotypées, de son regard lointain, de son inertie prolongée sur le tapis… autant, le soir même, elle avait un visage différent, avec des expressions beaucoup plus significatives et contrastées : vrai sourire quand N. vient auprès d'elle, et mimique beaucoup plus sévère quand elle est réinstallée dans le parc après le repas et le change. Aujourd'hui, ces contrastes se confirment : il y a des moments où Sonia semble dans l'attente, morne, inexpressive ou bien geignante, et ceux où son visage s'ouvre, s'illumine même, lorsque l'adulte vient la chercher. Il n'y a alors plus de doute sur son plaisir à retrouver l'adulte ; son regard se pose davantage et elle paraît heureuse des paroles amicales qui lui sont adressées. » J'ajoute que Sonia, qui ne tend pas encore les bras, semble attendre que l'adulte la prenne comme un tout-petit recherchant enveloppe et protection ; que son appétit, bien meilleur que par le passé, demeure pourtant tributaire de conditions très précises, telles la quantité de nourriture sur la cuillère, sa température... La veille en effet, le repas a été mis en péril dès le début, ces conditions n'étant pas réunies. J'évoque également les changements de posture sur les genoux de l'adulte, que je propose de comprendre comme le signe d'une ambivalence entre désir d'être portée, semi-allongée dans les bras comme une toute petite, et désir d'utiliser des compétences nouvelles, de se redresser et s'approcher de la table ; je souligne enfin la présence de ces moments éphémères où son visage s'éclaire d'un sourire « en coin », d'une lueur de « malice » – terme évidemment très adultomorphique et pour le moins anticipateur au regard de la réalité de son développement émotionnel et relationnel –, et je suggère que cela évoque le plaisir à recevoir de l'attention sans pouvoir encore s'engager dans la réciprocité, quelque chose comme une amorce « passive » du jeu de coucou, sans la recherche de rencontre directe du regard.

Fin novembre 1999

J'écris à nouveau sur le cahier de Sonia, en faisant référence à l'échange de la semaine précédente avec ses auxiliaires : « Je suis frappé par la plus grande tonicité de Sonia dans le parc, par la fréquence des manipulations, par l'augmentation du nombre des changements de posture, accomplis souvent avec vivacité et détermination, par la diversification des objets utilisés... » ; je décris ce que j'ai observé des différents types de manipulation, et précise : « L'évolution de son humeur me paraît très positive. On ne peut pas dire qu'elle soit joyeuse. Cependant, le visage est plus lisse, plus coloré, le regard par moments plus vif, avec parfois l'esquisse d'un sourire. Sonia n'est plus aussi vulnérable face aux petits changements qui, jusqu'à présent, la désorganisaient, comme le fait que l'adulte, l'ayant prise sur les genoux pour le repas, s'adresse à distance et à plusieurs reprises à tel ou tel des enfants du groupe un peu bruyants. » J'évoque ensuite le sens à mes yeux positif de la rage brève et spectaculaire qu'elle manifeste depuis quelque temps quand l'adulte vient chercher l'enfant qui la précède dans le tour de rôle établi pour les repas individualisés, et qu'il lui faut encore attendre : le caractère paroxystique de cette réaction de détresse me semble en effet signer à la fois l'importance pour Sonia des temps de soin – repas et change – désormais vécus et investis comme source de bien-être et de plaisir, et, rétrospectivement, l'intensité de la douleur et de la solitude psychiques passées, sans doute à situer du côté des états d'agonie et de « terreur sans nom » décrits par Winnicott et Bion. Nous avons maintenant le sentiment qu'elle est sortie du marasme et que la relation avec le monde extérieur est mieux établie. J'ajoute : « C'est le résultat de votre attention et de votre patience. Cependant, les signes de difficulté demeurent importants et appellent la poursuite du travail. » Je note la fréquence encore très élevée des rythmies et stéréotypies, frottements, balancements et cognements, en les reliant aux notions d'arrière-plan et d'enveloppes ; les évitements du regard, qui restent nombreux… avec, en contrepoint, ces moments de grâce où son regard peut se poser, parfois tout près du visage de l'adulte. Je souligne par ailleurs les variations nouvelles, à la fois encourageantes et préoccupantes, qui situent son activité motrice et de manipulation soit du côté d'une plus grande créativité, d'une plus grande richesse et d'une valeur expressive plus repérable, soit du côté du retour vers les stéréotypies, la pauvreté et le repli ; l'apparition de la succion du pouce – celui-ci posé en extension au bord des lèvres plutôt que tété – que je propose de regarder comme un phénomène très positif, susceptible d'être compris à la fois comme le signe d'un investissement plus marqué de la zone orale et celui d'un début d'intériorisation des « bons soins » reçus ; enfin la nécessaire acceptation de ses exigences et de son « ingratitude » actuelles, au profit de la consolidation des liens sécurisants qui s'édifient peu à peu entre elle et l'adulte, ainsi que l'importance de ne pas la pousser à des performances motrices. J'écris sur le cahier de Sonia : « Se tourner véritablement vers l'autre, le reconnaître, entrer en relation d'emblée, sans réserve et sans réticence, ce sera pour plus tard, quand la confiance dans ce que l'adulte peut apporter sera plus pleinement acquise. » J'ajoute qu'il faut aussi tenir compte de sa vulnérabilité et de ses limites initiales dans sa difficulté à jouer un rôle plus actif dans l'échange.

De décembre 1999 à février 2000

La perspective maintenant plus proche d'un départ en famille d'accueil me conduit à venir beaucoup plus souvent encore en observation, afin :

– de soutenir les acquisitions en cours ;
– de recueillir des données précises à transmettre à l'équipe de placement familial.

Sonia poursuit son évolution et ses progrès, avec des hauts et des bas, et la persistance de moments difficiles où prédominent encore le versant gris, vide et dépressif ainsi que l'insécurité lorsque, dans l'espace de jeu et d'activité, elle est trop directement confrontée aux bruits et aux mouvements rapides et brusques des plus grands.

Les auxiliaires notent l'intensification des signes de proximité avec l'adulte et de plaisir à être avec lui, ses grands sourires lorsqu'on vient la chercher pour les soins. « Elle a besoin – ce sont leurs termes – de la totale disponibilité de l'adulte dont elle profite pleinement ; elle tient ses doigts, touche sa bouche, son visage… Elle mange de bon appétit, à un rythme régulier, est de moins en moins sélective et rouspète quand il n'y en a pas assez ! »

Elles se réjouissent de ce que Sonia « peut choisir l'ordre du repas, repousser l'assiette avec sa main quand elle ne désire pas commencer par ce qu'on lui présente et ouvrir une grande bouche quand c'est ce par quoi elle veut commencer ». Elles évoquent également l'augmentation des manifestations d'impatience, de colère et de jalousie en décembre, et leur lente diminution en février, de même que celle, plus nette, des balancements et des cognements. Elles parlent de Sonia comme d'une petite fille « souriante et affectueuse, qui montre plus ses désirs et adresse des messages plus clairs ». De mon côté, je remarque que certains comportements moteurs – ciseaux rapides des jambes, en position assise, mouvements de balayage du bras gauche – sont maintenant utilisés comme vecteurs d'expression des émotions et peuvent être reliés à des circonstances précises : déplaisir de l'attente et plaisir des retrouvailles.

De la mi-février à la fin avril 2000

La dernière période du séjour de Sonia est marquée par des manifestations grandissantes de vitalité et d'importants signes de progrès dans divers domaines, à propos desquels, à de nombreuses reprises, nous partageons notre satisfaction. Mais l'ensemble cohabitera jusqu'au bout avec divers traits témoignant de la prégnance des premiers modes de relation avec le monde extérieur, de la lenteur avec laquelle ils s'estompent, des incertitudes pesant d'une part sur la durée nécessaire à l'instauration d'une communication avec autrui à la fois plus continue, plus paisible, plus fluide, portée par un langage suffisamment commun, et d'autre part sur les potentialités réelles de Sonia au regard d'un tel processus.

Durant cette période, des postures et des attitudes nouvelles traduisent à la fois les progrès moteurs et l'avènement d'une plus grande conscience de soi avec les sentiments qui lui sont liés, élation et fierté lorsque, sur le tapis, juste avant son repas ou bien sur la table de change, face à l'adulte, Sonia est assise bien droite, jambes « en tailleur », le visage éclairé d'un léger sourire. Sa motricité se caractérise par une plus grande tonicité, avec une abondance de grands déplacements ; elle s'aventure de plus en plus souvent, avec enthousiasme et jubilation, dans l'exploration de zones de l'unité de vie plus éloignées de l'espace de soins.

Vers la fin mars, nous la voyons de plus en plus en position à genoux, puis tentant de se redresser en s'appuyant sur les barrières ou les barreaux des lits. Son activité orale est plus intense, elle se déplace fréquemment avec une petite bouteille plastique ou un gobelet en bouche. Un genre particulier de prélangage fait son apparition – du moins le considérons-nous comme tel – sous forme de bruitages des lèvres que Sonia fait vibrer, avec une expression enjouée, presque joyeuse, soit au cours de certaines manipulations d'objets, soit à l'approche des soins. Dans ce cas, tout son corps est parcouru de mouvements rapides, non seulement ceux des bras et des jambes, précédemment décrits, mais aussi du buste et des fesses, animés d'un léger mouvement « sautillant », tandis que, assise sur le sol, elle signifie avec une abondance de sons et de mimiques éloquentes la force de son attente et de son investissement.

Nous la voyons maintenant régulièrement engagée dans des manipulations et des expériences qui évoquent une vraie curiosité pour le monde extérieur, concernent une plus grande variété d'objets, révèlent une diversification de leurs modes d'utilisation et attestent qu'elle commence à jouer. Cuvettes en plastique, « maisons » ou jouets de ce type pourvus de petites portes ou fenêtres à rabats ou clapets, ou de protubérances à ressorts, « zip-zap » aux lignes courbes, deviennent les supports d'actions diverses – telles que ouvrir, fermer, lancer, faire rouler, jeter au loin ou se débarrasser d'un geste vif, voir disparaître, rechercher, retrouver, reprendre ; pousser, tirer, assembler, séparer, faire coulisser, désormais avec une vraie attention, des rondelles de couleur sur un axe sinueux – dont plusieurs paraissent indiquer qu'une activité représentationnelle et un travail de symbolisation primaire sont à l'œuvre. Par moments, cette richesse s'efface au profit d'activités plus stéréotypées, conformes pour nous à du « déjà-vu » (se tapoter, se taper ou se frotter le visage avec l'objet, puis réitérer le même geste sans l'objet, avec la main seulement) avant qu'à nouveau Sonia ne s'engage dans un cycle plus créatif et plus ludique. Faut-il alors voir, dans cette alternance, le signe de certaines vérifications des limites entre le dedans et le dehors, le besoin de retour à une certaine permanence « autistique » et à un mode de contact à la fois plus archaïque et plus familier avec les choses, comme préalables à des utilisations moins routinières et à d'authentiques explorations ?

À ces différents cycles de relation avec les objets correspondent des postures corporelles différentes : la position « allongée sur le dos », où Sonia retrouve le contact avec un « arrière-plan » sécurisant, coïncide plutôt avec une utilisation stéréotypée ; en revanche, des postures et des mouvements variés accompagnent les phases de jeux véritables.

Au moment des soins, dans la relation avec l'adulte, nous retrouvons des alternances très comparables : d'une part, Sonia adopte une attitude de plus en plus active, prend des initiatives et va maintenant souvent à la rencontre de son auxiliaire, se dirigeant vers elle à quatre pattes quand vient le moment de son repas, plutôt que de se laisser chercher. Mais d'autre part, pendant le repas proprement dit [6], elle semble expérimenter, inlassablement et à intervalles très rapprochés, sa maîtrise et son libre choix de l'alternance, déjà évoquée précédemment, entre deux positions contrastées : l'appui complet du tout-petit contre le corps de l'adulte, entièrement et confortable-

6. Que Sonia prendra, jusqu'à son départ, sur les genoux de l'adulte.

ment allongée, beaucoup plus détendue que jadis, surtout lorsque la qualité des ajustements mutuels a facilité cet abandon ; ou bien au contraire « se retirer », se redresser, assise bien droite, contre le bord de la table.

Les signes de proximité avec l'adulte sont de plus en plus nombreux : avec son auxiliaire, dont Sonia effleure parfois le visage avec ses lèvres et contre la poitrine de laquelle elle s'appuie souvent à la fin du change, debout, joyeuse, presque rayonnante ; mais aussi par moments avec l'observateur, auquel elle sourit, esquissant même, lorsque celui-ci lui répond sur le même mode, un jeu de coucou à travers la barrière qui délimite l'espace de soins. Certaines réactions de panique quand l'adulte s'éloigne, ouvre la porte de la terrasse et passe derrière la fenêtre, suggèrent l'émergence d'une angoisse de séparation de bon aloi, bien qu'elles puissent aussi être regardées de façon plus pessimiste, comme une réaction catastrophique, plus « autistique » – c'est-à-dire non liée à l'existence d'une relation d'objet bien établie – face à une situation d'étrangeté et de rupture de la permanence de l'environnement matériel.

Cependant, les interactions proches conservent un caractère contrasté et discontinu. Jusqu'au départ de Sonia, les auxiliaires doivent faire preuve d'une capacité d'adaptation élevée et d'une grande souplesse [7], tout en offrant une présence vivante, solide, stable et contenante, et que l'on espère génératrice de liaisons entre les pans épars d'une expérience encore trop fragmentée, faite d'une succession d'instants hétérogènes et disjoints.

7. Je pense ici au concept d'objet-médium malléable (R. Roussillon).

L'évocation plus précise de deux repas situés, l'un à la fin février, l'autre à la mi-mars, terminera ce récit. Elle témoigne, surtout pour le premier d'entre eux, mouvementé et riche en rebondissements, à la fois du chemin parcouru et des grandes difficultés auxquelles les auxiliaires sont encore confrontées au cours des soins. La décomposition séquentielle qui en ordonne la présentation donnera plus précisément la mesure de ces difficultés de même que celle de l'accompagnement requis.

Repas de février 2000 (l'auxiliaire est A.)

1. Pendant le repas de l'enfant qui la précède dans le tour de rôle, le climat est, comme souvent, « dramatique » : Sonia, qui ne supporte pas cette attente, mord les manches de son maillot, allongée à plat ventre et se balançant d'un côté et de l'autre. Bien qu'étouffés par le stridor, les pleurs sont intenses.
2. Le moment de son repas est imminent. Sonia adopte la position « assise en tailleur », regard dirigé vers le coin repas et l'adulte, buste droit, visage lisse et paisible. Puis elle manifeste son impatience avec des mouvements synchrones, courts et rapides, « ciseaux » des jambes et balayage vertical du bras gauche, dont la signification émotionnelle est claire.
3. Une fois sur les genoux, elle est sérieuse et calme, assise bien droite.
4. Elle mange un certain nombre de cuillerées de purée de carottes. Puis, soudain et impérieux, vient le geste habituel de repousser la cuillère de la main.
5. La proposition du verre d'eau déclenche une protestation très vive ; Sonia pleure et s'agite beaucoup.

6. A. propose maintenant la compote, le geste en suspens et la cuillère en attente, laissant le temps à Sonia de se « réorganiser » émotionnellement.
7. La compote est entièrement mangée ; A. félicite Sonia avec chaleur.

Proposition des carottes et de la viande : c'est tout de suite le drame ! La viande est en effet filandreuse, bien qu'elle ait été mixée finement, et Sonia s'étrangle un peu.

Opisthotonos et raideur de tout le corps. Sonia pleure « de toutes ses forces », yeux fermés.
8. Des incitations affectueuses et douces (« Eh ben, Sonia ! Qu'est-ce qu'il y a ? Sonia ? Sonia ?… ») ne font qu'intensifier son agitation.
9. A. renonce à ses questions et à ses appels ; elle suspend son action, dans l'attente d'un retour au calme.
10. Proposition de la purée de carottes, sans viande. Sonia refuse, s'agite, tournant la tête d'un côté et de l'autre, rapidement.
11. Sonia rit quand A., d'une voix chantante et chaleureuse, met des mots sur ce signe de tête « négatif » : « Non, non, non ! Tu [ne] veux plus de viande ! Elle est trop filandreuse ! »

Dans ce moment, le jaillissement du rire de Sonia – qui pourtant ne regarde pas l'adulte – semble bien lié à la correspondance presque parfaite entre l'éprouvé et sa restitution verbale et musicale par l'adulte, et traduire à la fois quelque chose du plaisir d'être compris et de celui de se comprendre soi. J'éprouve alors la joie d'être témoin d'une communication et d'un partage à la fois émotionnels et langagiers sans précédent, et de l'accession de Sonia au geste sémantique, soutenue et renforcée par l'attention et l'engagement « sémaphorisants » de l'adulte. C'est donc surtout sur ce moment particulier que portera ce jour-là le partage de l'observation avec les auxiliaires de Sonia.

12. La tentative d'A., prudente et délicate, d'enlever le bavoir déclenche un nouvel opisthotonos et un « drame » à peu près identique aux précédents.

On constate ici l'extrême violence de ces éclatements successifs, où le calme, provisoire et fragile, fait soudain place au tumulte, comme si le « bon » moment précédent était totalement détruit, remplacé par un vécu de persécution et d'intrusion : par la nourriture, devenue « dangereuse », mais aussi par les paroles qui l'accompagnent, et jusqu'au contact de la main de l'adulte repoussée avec la plus grande vivacité.

13. A. est donc, une fois encore, face à des « injonctions » contradictoires de la part de Sonia. Soutenue par mes incitations et mes acquiescements chuchotés, elle se donne un peu de temps. En effet, il lui faut à la fois tenir compte du second message, c'est-à-dire du refus catégorique de Sonia d'arrêter là le repas, et le concilier avec le refus de la « viande filandreuse » qui a précédé.

Le travail de décodage qui incombe à l'adulte demeure très important, afin de discerner, sous la radicalité des signaux de refus, d'autres désirs qui ne peuvent encore se dire autrement. Malgré ses progrès, Sonia continue de vivre l'inadéquation momentanée des réponses données sur un mode cataclysmique. Des efforts considérables sont donc nécessaires pour ne pas être emporté dans une logique de « tout ou rien » et pouvoir jouer un rôle contenant.

La présence d'un tiers attentif et la reprise élaborative, dans le proche après-coup, tant des émotions présentes dans ce qui vient d'avoir lieu que des indices d'avancées réalisées par l'enfant – ici évidentes en dépit du caractère paroxystique de certains moments –, se révèlent indispensables au maintien d'une attitude empathique et soignante. Non seulement elles peuvent protéger l'adulte du sentiment d'être le jouet des exigences de l'enfant et réduire ainsi le risque de contre-attitudes qui en résulteraient inéluctablement, mais elles favorisent les modulations propices à l'harmonisation réciproque : celles du rythme du soin, avec les petites mises en suspens du geste, de la parole, nécessaires au respect véritable des signaux exprimés par l'enfant – retrait, refus, ou disponibilité et acceptation – et à la lisibilité des messages émanant de l'adulte ; celles qui ont trait à la qualité proprement dite de ces messages, qu'ils soient gestuels, langagiers, vocaux et musicaux...

À ce moment du repas, A. qui propose à nouveau la purée de carottes sans viande à Sonia, d'une voix paisible et d'un geste tranquille, en « attente invitante et amicale », présente la cuillère à distance optimale de ses yeux et de sa bouche, pour qu'elle en discerne nettement le contenu, sans toutefois se sentir contrainte. Sonia peut donc s'y risquer.

14. Sitôt la première cuillerée sans viande absorbée et reconnue comme telle, elle ouvre une grande bouche, montrant sa confiance. Maintenant, assise, elle frotte son dos contre la poitrine de l'adulte. La tonalité émotionnelle est calme. C'est un « bon » moment, où tout ce qui vient de l'adulte, nourriture et présence corporelle, est à nouveau accepté et même activement recherché.

15. Puis, soudain : « Non ! » de la tête, une fois encore. A. se limite à suspendre son geste, cuillère à mi-chemin entre l'assiette et la bouche de Sonia. Finalement, celle-ci ouvre une grande bouche, pour plusieurs cuillerées. Puis encore « non », très marqué, avec le même mouvement céphalogyre, qui évolue vite vers le registre catastrophique précédemment décrit : opisthotonos, enraidissements des pieds à la tête, pleurs intenses, yeux fermés.
16. Je propose de remplir un ramequin de compote, formulant tout haut l'hypothèse que cette protestation n'est peut-être pas un signe de satiété, mais plutôt de préférence pour la compote, consommée avec un évident plaisir au début du repas. Dès qu'A. le présente à Sonia, celle-ci en mange tout le contenu, sans interruption, allongée contre elle, cette fois.
17. Voyant Sonia qui fixe le ramequin vide, je questionne A. à propos des quantités consommées et de celles qui conviennent à l'enfant. A. considère que Sonia a maintenant assez mangé. Malgré une protestation de celle-ci, nettement moins explosive, elle retire son bavoir, après l'avoir prévenue.
18. Le change qui suit le repas se passe dans le calme.

Repas de mars 2000 (l'auxiliaire est N.)

L'évocation de ce repas est beaucoup plus fragmentaire. Mais en regard de celui de février, il contient plusieurs éléments significatifs à la fois de la persistance de certaines modalités expressives chez l'enfant et de leurs incidences sur la dynamique de l'interaction, et d'autre part de nouveaux progrès dans l'harmonisation mutuelle. C'est à ce double titre qu'il m'a paru mériter l'attention du lecteur.

Sonia, droite comme un *i* sur les genoux de N., est sérieuse et visiblement en attente, le regard fixé en direction de l'assiette. Elle ouvre grand la bouche, les cuillères se succèdent… Au bout d'un petit moment, elle agite bras et jambes sans un son ! N. demande : « Ça va trop vite ? »… et suspend son geste. Tout de suite après, Sonia ouvre une grande et belle bouche, mange avec appétit… nouvelle difficulté : Sonia s'agite à nouveau, plus fortement, avec ce rapide mouvement latéral du bras gauche, si fréquent chez elle. N. dit : « Je vais pas assez vite ? Ah oui ! Je sais, tu n'aimes pas que ma main soit posée sur ta jambe. » De fait, Sonia repousse la main de N. ! Puis à nouveau s'agite, regard dirigé vers l'assiette : l'impatience de poursuivre le repas est manifeste. Dès le retour de la cuillère, elle montre un gros appétit et mange à un rythme soutenu. Son visage est sérieux ; elle repousse le verre d'eau proposé d'un geste sans appel, et sans un regard !

Dans cette première partie de repas, comme souvent avec Sonia, on a le sentiment qu'elle reste « parcimonieuse » dans l'échange, que la réciprocité est encore très réduite et la relation plutôt unilatérale ; que par moments même, l'adulte est instrumentalisé et que de tels efforts d'ajustement ne seraient pas « tenables » sans un accompagnement régulier. En revanche, comment ne pas voir que le degré de compréhension mutuelle, de lisibilité des messages et de sécurité de l'adulte est devenu beaucoup plus élevé ?

À la fin de la compote de poires, un peu granuleuse, et qui fait dire à N. : « Oui, c'est un peu granuleux ! Tu fais la grimace ! », le rythme des cuillerées ralentit, et Sonia s'abandonne à la contemplation du visage de N., de la façon décrite précédemment. De sorte que celle-ci dit : « On dirait que tu me découvres, que tu ne connais pas mon visage ! » Cette contemplation est interrompue par d'autres paroles de N., qui s'adresse à un autre enfant du groupe, en le grondant un peu. Sonia se fige, puis la voix de N. s'adoucit. Celle-ci murmure, distinctement : « Sonia, Sonia… », et Sonia revient vers elle.

Pendant le change qui suit, résolument assise, Sonia s'anime : bruitages abondants avec les lèvres et la bouche ; léger sourire qui accompagne une coopération harmonieuse avec N. pour aider à remettre la culotte, le pantalon, le manteau. Maintenant, Sonia, souriante, tend les bras vers N., mais sans la regarder tout à fait. Puis, la voilà debout contre elle, fière et joyeuse !

Au moment du retour dans l'espace d'activité, tandis qu'elle est encore dans les bras de N., Sonia proteste. Les retrouvailles avec le ballon lui redonnent le sourire. Nouvelle petite protestation quand N. s'éloigne… et rapide départ à quatre pattes en direction de la terrasse !

Au terme de son séjour à la pouponnière, un peu plus d'un mois après ce repas de mars, les progrès de Sonia, quoique bien réels, demeurent relatifs, les relations avec autrui et avec le monde extérieur fragiles et l'avenir incertain.

L'exploitation théorico-clinique des données contenues dans ce récit serait encore à faire. Dans cette perspective, outre la référence si fondamentale et si précieuse aux concepts winnicottiens de self et d'environnement, je pense plus particulièrement aux travaux des postkleiniens – W. Bion, E. Bick, G. Haag – mais aussi à ceux de D. Anzieu et de R. Roussillon, notamment pour ce qui a trait au franchissement par Sonia de certaines étapes des processus de symbolisation, et à sa progression sur « l'échelle des symbolisations » et dans la construction de son identité. L'intérêt à la fois clinique, diagnostique et pronostique d'un repérage précis autour de ces aspects ne me semble pas faire de doute. Cependant, ce genre d'investigation demanderait une étude longitudinale autrement plus précise encore.

Notre visée était ici avant tout descriptive, avec l'objectif de faire apparaître la complexité de la tâche incombant aux soignants et l'importance de la présence régulière de tiers observateurs susceptibles d'apporter à la fois un soutien émotionnel par leur présence *hic et nunc*, et une contribution à la prise en compte et à la valorisation des signes discrets – recouverts ou voilés par la somme et la récurrence des difficultés – des avancées réalisées par l'enfant. La continuité des soins et la préservation d'une empathie suffisante n'auraient pas été possibles sans une telle médiation. Or, cette constance de l'investissement des soignants, de leur présence physique et psychique auprès de l'enfant, pouvait seule parvenir à limiter les risques d'évolution vers un état carentiel ou vers des troubles de type autistique, et ceux d'un retard trop important. Ce sont précisément le suivi et la perception continus de son développement et des vicissitudes de celui-ci, à travers l'observation partagée, qui ont permis à Sonia de bénéficier d'un *holding* suffisamment fiable, et d'être portée jusqu'au bout par une commune préoccupation.

Dans nos établissements accueillant des enfants en grande difficulté psychique, cultiver cette aptitude de l'équipe à inscrire le quotidien de l'enfant dans une trajectoire de développement est à la fois un défi et une nécessité.

Bibliographie

ALVAREZ, A. 1997. *Une présence bien vivante*, Éditions du Hublot.

ANZIEU, D. 1998. Note pour introduire l'échelle des symbolisations, dans *Matière à symbolisation*, sous la direction de B. Chouvier, Delachaux et Niestlé.

APPELL, G. ; KUKUCKA, N. 1992. « L'observation de l'enfant en pouponnière », *Journal de la psychanalyse de l'enfant*, n° 12, p. 324-342.

HAAG, G. 1998. « Réflexions sur une forme de symbolisation primaire dans la constitution du moi corporel et les représentations spatiales, géométriques et architecturales corollaires », dans *Matière à symbolisation*, sous la direction de B. Chouvier, Delachaux et Niestlé.

MAUVAIS, P. 1995. « L'observation dans les lieux d'accueil de l'enfance et de la petite enfance – Réflexion sur le rôle du psychologue dans l'équipe », *La Psychiatrie de l'enfant*, XXXVIII, n° 1, p. 247-309.

MAZET, P. ; STOLERU, S. 1988. *Psychopathologie du nourrisson et du jeune enfant*, Masson.

ROUSSILLON, R. 1999. *Agonie, clivage et symbolisation*, Paris, PUF.

Denis Mellier

Une heure avec Cécile
Observation et jeu à la crèche

En crèche, je travaille depuis plusieurs années avec les équipes autour de l'attention au bébé. Ce travail s'est de plus en plus formalisé avec la proposition d'un temps d'observation dans la salle de jeu suivi d'une petite réunion avec les quelques personnes de l'équipe directement concernées par les enfants. Au début de ma pratique, cela se passait de manière plus informelle, mais petit à petit j'ai ressenti ce besoin de formaliser ce cadre. On peut dire que la réflexion peut se démultiplier ainsi :

– pendant l'observation, ma présence induit d'autres regards sur les enfants, sur le groupe et les modalités d'interventions, bien que je reste très « concentré » sur le suivi des enfants. Pour moi, ce temps est réellement une intervention à part entière

Denis Mellier, psychologue clinicien (Lyon), professeur de psychologie clinique et psychopathologie, université de Franche-Comté EA3188.

car je suis amené à vivre directement avec un bébé et l'accueillant des moments très forts émotionnellement qui permettent de regarder autrement le bébé ;
– dans un deuxième temps, nous pouvons échanger nos perceptions, les discuter. De nombreuses questions ou remarques surgissent toujours après le temps d'observation et pour d'autres situations. Ce temps est plus « interprétatif » car on recherche le sens de ce qui s'est passé, de ce qui caractérise pour l'instant une difficulté pour un enfant, pour un accueil ou pour une période de la journée qui pose problème. Ce temps ne se cantonne pas à « l'exploitation » de l'observation car je risquerais vite d'être mis en position de « nourrir » le groupe à partir de mon observation alors que les professionnels ont une multitude d'observations sur les enfants. Il s'agit ici d'un travail plus large d'analyse de situations.

Souvent, le regard porté précédemment sur un enfant change du simple fait d'une attention plus profonde, mutuelle et partagée. Un enfant n'est perçu que sous un angle :
– « il est passif, il ne joue jamais, il s'ennuie à la crèche… », le regard porté sur lui montre des aspects plus actifs et imaginatifs non précédemment perçus ;
– « elle nous inquiète, elle pleure sans arrêt pour un rien, elle rentre dans des colères monstres… », pendant l'observation, on découvre une enfant qui a de sérieuses capacités de symbolisation et de jeu, et qui bien sûr ne pleure pas ;
– régulièrement, quand un enfant est décrit comme agressif, « mordeur », son comportement change, l'état d'esprit dans lequel se déroule l'observation contient ses parties projectives, le rassure sur son existence ;

– le regard change aussi envers les enfants qui *a priori* ne posent pas de problème : une enfant est perçue comme très indépendante « sans problème », etc., la discussion qui s'ensuit indique une assez grande dépendance envers les autres, une sorte « d'automaintien » un peu crispé, etc.

Ces vignettes n'ont rien de magique ; simplifiées, elles illustrent seulement à quel point, en collectivité, il est difficile pour une équipe, un groupe constitué, de recevoir et de garder à l'esprit les différentes facettes de la vie psychique d'un bébé accueilli.

Mais l'observation est parfois assez éprouvante en raison des impacts très forts des émotions vécues et de la détresse dont on est le témoin ; l'observateur peut notamment prendre conscience des défenses primitives sur le mode adhésif qu'Esther Bick a pointées chez les bébés ; une formation, ou une aide, est ainsi absolument nécessaire pour assurer cette fonction. Ce deuxième niveau du travail de l'attention ne doit pas être sous-estimé.

Mes conclusions rejoignent ce qu'exprime Geneviève Haag [1] de son intervention en crèche : « Ce que nous avons constaté est que le simple fait d'augmenter le cercle d'attention, de se conforter mutuellement dans cette attention, justement là où il y a une difficulté, de rassembler les éléments de compréhension et d'ouvrir un champ d'élaboration commune,

1. G. Haag, « Observation à la crèche, méthode de prévention ; réflexion sur les niveaux primitifs d'identification », dans R. Sandri (sous la direction de), *L'Observation du nourrisson selon Esther Bick et ses applications,* Lyon, Cesura, 1994, p. 137-156.

semble, de manière parfois assez spectaculaire, faire renverser certains cercles vicieux engagés entre un enfant et son environnement, sans même quelquefois que nous puissions avoir accès à la famille dans un premier temps ». En ce qui concerne la fonction de l'attention, elle dit : « On dirait une espèce de force qui a à voir avec l'aimantation, avec l'attraction, avec le rassemblement, et qui semble une des choses les plus importantes à repérer dans la fonction maternelle. »

De nombreux écrits illustrent comment se travaille l'observation en crèche [2]. Mais ici, pour cette démarche, je propose au lecteur le partage de l'observation de Cécile. Cette observation n'avait pas été réalisée pour travailler avec l'équipe mais elle peut rendre plus présente toute la subtilité du vécu d'un enfant en crèche. La question de la séparation est ici centrale car, au-delà de la séparation physique d'avec les parents, il s'agit pour le jeune enfant d'un processus de différenciation (René Roussillon), d'une tentative de rendre subjectif son monde, de se l'approprier. Cela notamment par le jeu qui est, pour les enfants, « la voie royale » d'élaboration de la pensée :

2. Citons notamment : A. Aubert ; F. Jardin, « Le bébé, les parents et les personnes d'accueil et de soin », *Devenir*, 1, 1997, p. 11-20 ; C. Athanassiou, « La séparation : le point de vue du psychanalyste », *Enfance*, 41, 2, 1988, p. 11-22 ; C. Athanassiou ; A. Jouvet, *L'Enfant et la crèche*, Césura Lyon Édition, 1987 ; D. Mellier, *L'Inconscient à la crèche. Dynamique des équipes et accueil des bébés*, ESF, 2000, 312 p. ; J. Roux-Levrat, « L'observation dans les lieux d'accueil du jeune enfant », *Dialogue*, 128, 1995, p. 71-79 ; N. Simon, « L'observation en crèche », *Spirale*, 7, 1998, p. 39-54 ; A. Konichekis, « La "terreur" de la section, violence et intersubjectivité à la crèche », dans J. Clerget *et al.*, *L'Accueil des tout-petits*, Toulouse, Érès, 1998.

le jeu est sérieux, il se déroule dans une « aire d'expérience intermédiaire » (D.W. Winnicott) tout à fait propice au développement de la pensée et de la communication. En ce sens, le jeu est beaucoup plus rare qu'on ne le croit chez l'enfant, il est fragile, à peine émergé il peut basculer dans la peur, l'angoisse, le repli ou l'excitation, la confusion avec l'autre. Le jeu est précieux. Cette observation montre comment la présence discrète mais attentive d'un observateur peut soutenir ces mouvements de jeu chez l'enfant.

Le contexte de l'observation de Cécile

Il y a de cela quelques années, j'avais demandé à une crèche de m'accorder la possibilité de venir régulièrement chaque semaine une heure pour apprendre à partir de l'observation des enfants dans les situations quotidiennes. Les parents avaient globalement donné leur accord pour cette présence. À l'époque, j'étais en supervision pour un travail en crèche avec A. Comby, une psychanalyste qui développe sur Lyon l'approche psychanalytique de l'observation du nourrisson (elle a suivi sa formation avec Esther Bick, puis avec Martha Harris) ; certaines observations étaient ainsi travaillées dans son séminaire.

À la crèche, je suis resté discret, n'intervenant pas directement auprès d'un enfant ; je ne cherchais pas à discuter avec le personnel d'un problème, je n'engageais pas de relation avec un parent, je restais centré, comme convenu, « au niveau des bébés ». Seule une réunion en fin d'année a permis que s'échangent les impressions des uns ou des autres. Une demande d'observation sur la continuité a d'ailleurs été formulée, comme si ma venue avait permis à l'équipe d'être plus attentive à ce qui se passe pour un bébé et surtout entre eux. Une psychologue travaillait par ailleurs dans cette structure, ce qui me laissait la possibilité d'avoir ce statut très particulier.

La crèche reçoit une quinzaine d'enfants. Située au rez-de-chaussée d'une barre d'immeubles, elle est essentiellement constituée d'une salle de jeu, avec deux petits dortoirs attenants. Elle donne de plain-pied sur une petite cour aménagée au bas des immeubles.

Dès mon arrivée, j'ai remarqué Cécile. C'est une enfant très vive et agile, qui n'hésite pas à prendre le jouet des autres ou à agir à l'inverse des consignes des adultes. Souvent, quand un enfant pleure, on découvre que Cécile « est passée par-derrière » : discrètement elle pousse, tape ou prend les jouets des autres. Apparemment, elle ne manifeste pas d'émotion ; même quand elle est grondée, elle reste impassible.

Cependant, tout récemment, je l'ai vue, encouragée par une puéricultrice, se promener avec une poupée et un couffin, c'était très nouveau.

Cela fait plus de six mois que je viens à la crècle. Cécile a 2 ans et 2 mois, c'est la deuxième observation centrée sur elle. Cette observation dure une heure.

Pendant l'observation, j'ai essayé d'être le plus attentif possible à la vie de Cécile et à ce qui se passait dans son environnement. Je n'ai rédigé mes notes qu'après, dans la journée, en me fiant à mon seul souvenir (cette démarche est importante pour apprendre à être attentif).

Du *texte intégral* que j'ai rédigé à l'époque, j'ai sélectionné ici trois passages pour que l'on puisse suivre ce que j'interprète ici comme un processus de différenciation sujet-objet chez Cécile. Ces trois temps sont dégagés pour les besoins de l'illustration, je les ai mis en commentaires entre les passages de l'observation.

Le lecteur peut cependant lire *in extenso* l'observation, laisser tomber ou revenir ensuite aux commentaires plus interprétatifs que je n'ai réalisés que longtemps après et qui restent très partiels. Voici quelques précisions sur les personnes :
– Martine travaille à la crèche, Marielle est venue pour un court remplacement aujourd'hui, une autre personne se trouve à la cuisine, une autre (Viviane) travaille ici à mi-temps tout en étant en formation (une sorte de « contrat emploi solidarité ») ;
– Clara (20 mois environ) a un petit frère Romain, qui vient depuis peu à la crèche, Gaël est du même âge qu'elle. Romain est un petit bébé (autour de 4 mois) ;
– Renaud est du même âge que Cécile (2 ans et demi), ainsi que Fanny ; ce sont les trois plus grands, régulièrement présents dans mes observations (un quatrième vient plus épisodiquement et un autre est parti en cours d'année en février). Il y a aussi Candie (2 ans) qui est souvent en train de faire la sieste quand je suis à la crèche le matin.

L'observation de Cécile

Je suis arrivé dans la crèche, il est autour de 8 h 45. Après quelques mots dans la salle de bains avec les personnes travaillant à la crèche, je me suis mis dans un coin de la salle de jeu, accroupi pour être plus à la hauteur des enfants.

Premier passage : le temps…

Le temps d'arrivée, la recherche d'un nouvel étayage pour assurer la « continuité de son soi ».

Cécile arrive avec sa mère. Celle-ci va dans la salle de bains et discute avec Martine ; puis elle revient dans la salle de jeux. Cécile est de l'autre côté du module, comme pensive, debout sur un matelas en face de l'entrée, elle marche « petitement ».

Quand sa mère revient dans la pièce, elle se dirige alors vers elle et se met dans ses jambes, tout contre elle, s'accroche à elle.

Martine s'entretient maintenant avec la mère de Clara qui était venue juste avant : « Romain a eu de la fièvre cette nuit… 40°, elle n'a pas dormi… me regarde… elle va être malade ce week-end… ».

La mère de Cécile, après l'avoir gardée contre elle, lui dit : « Bon, je me sauve. » Un temps de latence, Cécile regarde vers la mère de Clara, sa mère s'éclipse.

Cécile regarde en direction de la porte, elle se dirige vers la porte-fenêtre vitrée sur le côté. Sa mère passe peu après, elle marche d'un pas décidé, elle la regarde, puis se retourne un peu en lui faisant au revoir de la main. Cécile répond. Quand elle ne la voit plus, elle va devant le miroir sur le mur latéral, elle se regarde en penchant la tête à droite, puis à gauche, plusieurs fois, le pouce dans la bouche, l'autre main vers l'oreille. Après, elle revient vers le centre de la pièce en marchant d'un pas indécis. Je remarque qu'elle a sur sa joue la trace du rouge à lèvres de sa mère.

À la première marche du toboggan, son pied gauche bute un peu, elle se rattrape et continue à monter, toujours le pouce dans la bouche, l'autre main vers sa couette, elle enjambe la dernière marche. Elle s'assoit en haut de la glissière.

Martine a remarqué la trace ; elle dit quelque chose comme : « Eh bien, ce matin, maman a forcé sur le rouge à lèvres ! » Elle dit un mot dans sa direction. Puis Cécile glisse, le pouce dans la bouche (précédemment des enfants plus jeunes étaient tombés vers cette glissière, ce qui avait entraîné la venue de Martine et son intervention).

Clara monte ensuite sur la plate-forme du toboggan, sa mère est partie.

Cécile monte à un moment à l'échelle du module, le pouce toujours dans la bouche ; en haut, elle étend avec précaution les doigts de sa main, dont elle suce le pouce, pour toucher le barreau supérieur ; Gaël en haut regarde et pointe son doigt dans la bouche de Cécile.

Cécile redescend. Elle se « promène » un peu. Elle va vers la barrière de la porte-fenêtre et monte sur le bois du bas en s'accrochant en haut avec ses bras. Quelqu'un lui dit de descendre, ce qu'elle fait.

Cette première séquence est instructive : on voit que la séparation ne va pas de soi. Cécile est songeuse, cherchant petit à petit à reprendre pied dans cette crèche qu'elle connaît pourtant bien. On ne peut pas parler de jeu au sens de Winnicott, il n'y a pas chevauchement de deux aires de jeu, mais mise en contact, en relation avec la réalité externe. Elle est encore beaucoup dans son monde ; notons qu'elle garde souvent son pouce en bouche.

Je me suis déplacé pour me rapprocher. Romain est par terre, à plat ventre, sur un matelas, il regarde. Clara dit : « papa », assez distinctement, d'autres enfants disent : « maman », notamment Cécile. Marielle (une personne d'une crèche proche, en remplacement aujourd'hui) reprend et demande où elle est. Elle se penche vers Fanny et lui parle de son frère, elle ajoute : « Tu sais, il s'appelle comme mon fils, Benoît. »

Romain recrache un peu de lait, sa tête retombe dans le crachouilli. Une puéricultrice parle de lui, puis on s'aperçoit du vomis et on le nettoie.

Candie me montre du doigt : « Qu'est-ce que c'est ? », dit-elle alors que je la regarde. Martine explique que c'est Denis, qu'il est venu voir les enfants. Je lui dis : « Oui, je m'appelle Denis », puis j'enchaîne en direction des adultes en précisant qu'auparavant elle dormait quand je venais.

Martine dit que cela fait longtemps que je ne suis pas venu – elle se reprend –, qu'elle ne m'a pas vu. Je réponds : « Cela doit faire douze jours depuis la dernière fois. » Elle répète que Candie ne faisait que dormir, et que l'après-midi elle faisait la sieste.

Candie me regarde encore un peu, en tendant son bras. Je crois que de nouveau certains disent « maman » et Clara dit « papa ».

Martine sort pour chercher des gants, la remplaçante dit qu'il n'y en a pas besoin. Elles leur servent à boire.

En souriant, elles regardent Gaël qui a les bras derrière sa tête : « Il croit qu'il a une bavette. » Marielle lui en met une pour qu'il puisse ensuite la détacher.

On dit qu'il n'y a plus de bavette, qu'il faut en acheter : « Elles sont toutes au sale. » Martine dit qu'elles n'ont plus d'attache. Viviane dit en souriant que c'est Martine : « Avec elle, elles ne résistent pas ».

Les enfants sortent de la petite pièce, je les suis, je reste devant la barrière. Martine leur dit de ranger et qu'ils iront après dehors faire du vélo. Cécile enlève son pouce, « vélo », dit-elle. Ils ramassent les legos par terre. Cécile va d'un objet à un autre, met dans le bac, etc.

Marielle est en face de moi, elle s'occupe de Romain. « Ils sont bien éduqués ici », dit-elle. Martine lui répond : « Ils sont plus grands » ; elle ajoute : « Faut dire, il faut être derrière chacun, lui dire de prendre. »

Un enfant plus petit est assis, il a un jeu près de lui. Cécile essaie de le lui prendre, il le tient. Cécile ne l'a pas, elle le regarde. Puis, Martine dit de ranger, ce qui sera fait.

Je dis à la remplaçante qu'elle vient d'une autre crèche. « Oui, répond-elle. De A (ce qui est le nom de la crèche où nous sommes), non de B, ce n'est pas loin. »

Martine sort les vélos, porteurs et autres jeux pour l'extérieur… Cécile est la première à monter sur un tricycle, elle se déplace devant la porte-fenêtre et attend.

La porte-fenêtre est ouverte, elle passe, suivie par d'autres. Je sors aussi, puis j'entre avant Martine dans la cour.

Je vois Cécile de dos qui, sur son tricycle, est allée jusqu'au fond de la cour ; chaque enfant est parti dans une direction. Candie a remarqué quelqu'un qui marche avec des béquilles plus loin dans le parc autour de la cour. Cécile est près du mur du fond, elle le heurte, bascule en avant, sa tête touche le mur. Elle pleure, je vais vers elle (je suis le seul adulte dans la cour), et je lui demande : « Tu t'es fais mal ? »

Elle me regarde, ne pleure plus, elle s'est relevée et repart avec son tricycle.

Dans cette séquence, remarquons que Cécile, après ce temps « d'errance » initial, va par contre directement s'installer pour le repas, se « fondant » ensuite aux autres. Il n'est pas inintéressant de remarquer que les enfants se posent des questions de « papa » quand je suis là... Par rapport à Cécile, je perds par contre mon attention à son égard : j'ai été très sensible au bébé, Romain, en dehors de l'espace du repas, puis je suis davantage en échange avec les personnes travaillant à la crèche. Notons qu'une fois le visage de Cécile s'illumine quand l'éducatrice lui dit qu'ils iront dehors. Quand elle fonce ensuite droit dans le mur, je me demande si ce n'est pas en rapport avec l'attention de cet observateur qu'elle a sentie défaillante à son égard alors qu'il l'avait accompagnée dans ses « premiers pas » à la crèche ce matin.

Deuxième passage intéressant, on assiste à la construction d'un jeu

Martine entre en apportant des jeux. Gaël sort les ballons d'un petit chariot. Clara s'assoit dedans, puis c'est au tour de Renaud. Cécile s'arrête et vient tirer le chariot, le long du mur,

> puis derrière le toboggan où je ne les vois plus, encore en longeant le mur, puis derrière la cabane. Martine les regarde aussi.
>
> Cécile s'arrête une fois en levant sa jambe vers les autres enfants, comme pour monter dans le chariot. Ça pleure derrière la cabane, Martine intervient. Clara a été remplacée par Candie.
>
> Cécile continue. Le chariot bute contre une plaque du sol, elle tire, il passe. Elle tourne et s'arrête devant moi (je me suis assis sur la murette). Renaud descend.
>
> Cécile enjambe, elle est dedans, sur le côté, ses pieds sont sous les jambes allongées de Candie. Le chariot bascule très légèrement (il y a une deuxième roue, seulement d'un côté) ; Cécile se met à pleurer fortement, elle ne peut bouger ses pieds. Renaud tient le chariot. Elle est comme clouée. Martine s'est rapprochée, elle arrive : « Candie tient tout le lit. Assieds-toi », dit-elle. Elle l'aide finalement à descendre. Renaud se réinstalle et Cécile les tire quelques mètres encore.

Cet épisode dénote un premier type de jeu. N'est-ce pas d'une certaine façon une mise en scène du travail difficile qu'elle fait : tirer un chariot très lourd pour elle ? Elle désire alors être portée à son tour, « contenue », mais le vacillement du chariot déclenche un sentiment de panique.

Notons que les autres enfants sont ici peu individualisés, ce qui compte c'est le passage *par l'acte, le jeu est l'indice d'un travail psychique de différenciation,* il représente « en acte », « en chose », des affects qui demandent à émerger. Sa continuité d'être se figure dans une symbolisation primaire qui passe par le contact.

Or, dans ce processus, Cécile s'est mise en position d'éprouver un sentiment de déstabilisation qui arrêtera temporairement le jeu.

Elle prend un seau qu'elle porte sous le bras, et marche. Elle passe derrière le toboggan. Je ne la vois plus. Elle revient avec l'anse du seau autour du cou, le seau devant son visage. Avec un petit biberon, elle fait le geste de remplir le seau ou de le mettre dedans. Elle va vers la murette, et en se penchant en avant elle cogne légèrement le seau contre le rebord. Elle se redresse et se dirige vers les autres autour du toboggan, en soulevant son seau en avant, devant elle.

La mère de John vient d'arriver, Martine est en train de parler avec elle.

Cécile essaie d'enlever ce seau, mais n'y arrive pas. Elle « chouine » en marchant, s'énerve. Martine l'aperçoit : « Oh mais attend ! » Elle le lui enlève et se dirige derrière où ça pleure aussi.

Cécile a mis le seau à son guidon et fait un ou plusieurs tours.

Elle pose le tricycle derrière le toboggan, elle monte avec le seau au bras, regarde, puis descend, et retourne derrière. J'entends des pleurs. Viviane parle, Martine y va. J'entends Martine dire à Cécile : « Tu le lui prêtes un moment. » Cécile revient, elle va vers le camion-porteur, l'enfourche et roule.

Pendant ce temps, Martine s'adresse à Clara : « Je vais te coucher si tu continues, tu es fatiguée, tu as déjà embêté… » (plus tôt, pendant l'épisode du chariot, Fanny jouait seule avec notamment un rouleau musical dans la main, Clara avait essayé de le lui enlever en tirant sur le manche, Fanny avait résisté, mais Clara l'avait eu, Martine était intervenue, Fanny grognait, mécontente).

Clara apparaît sur le tricycle. Renaud est remonté dans le chariot, puis Fanny monte à son tour.

Cécile les voit, s'arrête, descend et les tire vers le toboggan. Elle en fait le tour, revient, puis, en laissant le chariot, continue à marcher vers un ballon ou autre chose. Renaud se retourne, Fanny regarde ; ils la regardent s'éloigner le dos tourné. Ils descendent. Elle a repris le tricycle (elle tourne dans un autre sens autour de la cour). Elle se dirige droit dans ma direction (je me suis assis à la même place, mais au sol), puis elle fait un détour en m'effleurant les pieds.

Cette séquence est difficile à vivre, tout se passe comme si Cécile continuait à penser et à *éprouver* du coup certaines anxiétés, de type dépressif, abandonnique, peu perceptibles précédemment. On peut cependant penser que c'est la présence muette de l'observateur qui l'amène ainsi « à se laisser aller », à déprimer. Je rappelle que l'attitude de Cécile est au contraire souvent très active dans la crèche, voire « réactive », par rapport aux interdits des adultes.

Troisième passage : un jeu avec d'autres va se mettre en scène

Une participation passive

Renaud s'est assis dans la cabane ; une poupée est sur la table, il applique sur elle une brindille en forme de Y. Cécile regarde, elle vient s'asseoir en face. Des regards mutuels. Il continue. Cécile fait un geste comme pour vider son seau sur la poupée. Renaud met la poupée un peu assise, je vois alors qu'il met l'extrémité de la brindille dans la bouche.

Cécile regarde, puis part. Elle déambule, puis va sous le toboggan où des enfants jouent (Fanny avait été assise là avant). Elle s'assoit. Renaud vient aussi. Ils sont côte à côte.

L'éducatrice commence à lire un livre, Renaud se déplace vers elle. Martine a pris le livre que Fanny transportait auparavant (notamment dans le chariot). Elle lui dit : « Viens, je vais te lire ton livre. » Fanny, qui était face à la cabane (comme en jeu), va la rejoindre. Renaud se déplace aussi vers elle, puis d'autres enfants.

Cécile reprend le tricycle et tourne dans la cour. J'entends Martine qui montre les images « … jaune… le citron, le soleil… ». Clara se joint au groupe.

Une invitation plus directe

Martine continue de lire « … un éléphant… ». Renaud se lève et va dans la cabane. Il fait signe à Cécile de venir, l'appelle. Clara qui s'est assise en face de lui répète et de sa main lui fait le geste de venir s'asseoir à côté d'elle. Cécile vient, elle passe sur le banc derrière Renaud, à la place qu'il désignait, et s'assoit.

La poupée a des cheveux en laine orange, il la tient devant lui. Cécile regarde un peu. Derrière, un autre enfant s'est arrêté. Cécile ressort.

Pendant ce temps, j'entends Martine dire qu'il y a trois poupées, pour répondre à une demande d'un enfant.

Un ballon de rugby est là par terre, Cécile le ramasse, puis un deuxième, rond, de même couleur jaune. Elle les apporte sur la table, un sous chaque bras. Les deux autres enfants regardent, ils ne les prennent pas ; les ballons roulent et tombent.

Cécile est partie tout de suite vers un plus gros, vert, puis un rose. Elle en prend un, puis essaie de saisir le deuxième, qui tombe. Finalement elle arrive à porter les deux, elle les apporte à la table pour Renaud et Clara qui la regardent.

Pendant ce temps, on entend Martine chercher « un biberon ». Je vois Clara qui en met un dans un porteur. Martine vient en direction de la cabane, puis regarde dans chaque porteur, et finalement le trouve.

On voit ici que le jeu a été plus riche. On peut même parler « d'inter-fantasmatisation » ; à sa manière Cécile participe à la « nourriture » de la poupée. Cette figuration est plus élaborée que celle du chariot. Il est pour moi exemplaire qu'elle puisse se dérouler après tout le trajet précédent, moment où elle a expérimenté des angoisses. Le jeu ici est symbole de ce qui assure une continuité d'être, le lien de nourrissage, il participe à la formation du soi, à la « création de soi ». Ensuite Cécile pourra se « rassembler ».

Cécile bute contre un ballon, puis court après lui ; elle essaie de donner des coups de pied. Elle court, change de direction, tourne autour de la cour. Le ballon va une fois droit sur moi. Elle paraît plus guidée par le ballon que l'inverse, mais ça ressemble vraiment à un dribble.

Clara s'est assise à la balançoire, elle appelle « nono » (surnom de Renaud). Gaël arrive, il essaie de monter à sa gauche, il y parvient.

Cécile monte de l'autre côté. Clara donne une impulsion. Gaël descend, puis Cécile.

Dans mes précédentes observations, j'avais surtout noté que Cécile a plutôt tendance à agir en ne rendant pas manifestes ses émotions (sauf par le biais des autres, en faisant pleurer les autres ou en déclenchant la colère des adultes). Au fil de l'observation, elle est amenée à éprouver par contre ses propres affects. Elle peut alors mettre en scène de manière plus élaborée son lien à l'objet interne, à ce qui constitue son « soi », d'abord sur *son corps propre* dans le premier passage, ensuite entre enfants, puis dans *l'intersubjectivité*. Insistons : pour prendre forme, le jeu suppose un espace de contenance ; l'attention autour de Cécile n'est pas étrangère à ce que nous avons pu voir.

Pour jouer, l'enfant doit sentir la solidité d'un cadre contenant, sécurisant. Il peut alors, dans son propre jeu, mettre en scène ses peurs, ses angoisses, comme ses fantasmes, d'abord souvent seul, puis avec d'autres enfants. L'attention discrète de l'adulte le soutient dans ses expérimentations, l'observation en crèche soutient ce processus.

Vincent Bompard

Un cadre à la rencontre de la fonction paternelle [1]

Un projet

Il y a dix ans, des professionnels de la PMI d'Oullins et du secteur de pédopsychiatrie se rencontraient afin d'imaginer un lieu, un dispositif particulier, pour tenter de répondre aux deux soucis suivants :
– favoriser une prévention précoce, à différencier du dépistage ou du signalement, pour des familles en grandes difficultés, en grande précarité ;
– favoriser l'accès au soin psychique pour des enfants en bas âge et leurs parents qui, bien que débordés/débordant par des

Vincent Bompard, psychologue, secteur de pédopsychiatrie, Sainte-Eugénie, Lyon Sud.

1. Intervention au groupe de travail du CRI-CRPPC le 7 novembre 1998 à Lyon 2.

symptômes et des souffrances, ne semblaient pas pouvoir engager une démarche personnelle de soin, ou en faire la demande explicite.

Les particularités de ce lieu « d'accueil, d'écoute et de soins », tel qu'il était défini dans les textes, étaient et restent :
– de se vouloir la résultante d'une rencontre, d'une élaboration, d'équipe à équipe, entre « le » social (confronté à un envahissement de la plainte, à des familles « suivies », qui cumulent les souffrances identitaires, sociales et économiques, psychiques) et un service de soin ;
– de travailler à la question d'un accompagnement, y compris dans la réalité, dans une forme de « portage », jusqu'au seuil de ce lieu, appelé Lieu Diderot et localisé dans le centre social d'Oullins ;
– d'accueillir à deux soignants le ou les parents avec l'enfant, de travailler à la question du lien entre le parent et l'enfant-symptôme, fréquemment de type symbiotique ou « confusionnel », dans lequel les places, les générations, les différenciations semblent aléatoires, chargeant la symbolisation ou la mentalisation par l'enfant d'autant de menaces ou de brouillages, et ainsi d'engager un processus thérapeutique ;
– de travailler enfin, quand cela s'avère possible ou nécessaire, en vue d'un passage, pour l'enfant, à un travail thérapeutique individuel (avec un autre thérapeute, au CMP, au service de consultation de l'hôpital ou avec nous-mêmes). Une démarche personnelle pour le parent peut également se discuter.

Nous souhaitons développer ici un seul aspect du dispositif : il s'agit d'une rencontre régulière, baptisée *permanence*, qui n'a pourtant lieu qu'une fois tous les deux mois, entre l'équipe de la PMI (puéricultrices, médecins, assistantes sociales) et l'équipe du lieu Diderot (psychologue et éducateurs).

Une permanence… pour renoncer

Cette rencontre aurait pu s'appeler réunion, et pourrait passer pour un lieu dans lequel sont faites des synthèses, ou une analyse clinique, ou enfin le moyen minimal de maintenir des relations de bon voisinage institutionnel. Il ne s'agit pas de cela. En fait, travailler à la possibilité d'augurer un travail psychique avec les familles structure la teneur et l'exigence de ces rencontres. Il faut donc œuvrer, non pas à une transparence, mais *au lien dans un renoncement, dans une série de renoncements* : renoncement à un échange trop précis de connaissances, renoncement à une présentation du soin psychique sur le même mode que l'accès aux prestations sociales existantes, renoncement à ce que le professionnel soit tout pour l'autre en souffrance, c'est-à-dire que *pour parler, pour que de la parole émerge, il faut de la séparation.*

Il ne suffit pas de promouvoir le sujet, il faut pouvoir intégrer dans le mode même de la rencontre un espace de pensée, c'est-à-dire un espace dans lequel il manque quelque chose, car une parole sur le soin psychique n'est pas un savoir transmissible sur le sujet. Pourtant, il faudra rester en lien. Il faudra donc constituer le lien sur un autre mode, un mode qui tentera de se défaire de la jouissance qui survient autour du symptôme et de son récit, et de son corollaire, bien qu'imaginaire : l'organisation et la construction d'une stratégie collective.

Pour une parole d'accompagnement

Nous nous interrogeons : qu'est-ce qui fait que telle professionnelle a perçu une souffrance psychique chez l'enfant ou le parent ? Si le parent perçoit lui-même cette souffrance ou ce mal-être, qu'est-ce qui permet ou empêche à ce parent d'en parler… pas de raconter, comme il le fait à chaque visite chez le pédiatre, ou à chaque visite à domicile, mais d'en parler à quelqu'un d'autre, c'est-à-dire à quelqu'un en lien avec le service, mais *séparé, distinct, différent* ? Nous nous interrogeons sur l'opportunité de rencontrer parents et enfants ensemble, ou de séparer plutôt les espaces ? Nous travaillons l'indication, la demande et les représentations des professionnels, afin que s'élabore le temps suffisant pour une séparation psychique importante, signifiée par le changement d'interlocuteur, ou nous revenons sur les mots possibles signifiant l'accompagnement.

Car les risques sont multiples, qu'il s'agisse d'une poursuite sous d'autres motifs d'une stigmatisation de la famille, ou d'une perception médicale ou opératoire du travail de parole, ou, enfin, d'une emprise sur cet espace de soin amenant à l'intégrer dans le circuit infini des discours, signe d'un échec du travail de différenciation. Quand la puéricultrice accompagne la mère et l'enfant, comment travailler le risque rencontré par ce qu'une collègue appelle « une population captive » ? Quand nous nous présentons, comment ne pas laisser s'infiltrer des mots qui désignent, qui stigmatisent, qui soulignent le symptôme ? Ainsi, telle puéricultrice nous présentant une maman d'origine étrangère, venue avec son fils de 3 ans, avec cette seule phrase : « Je leur ai conseillé de venir parce que l'enfant ne parle presque pas, il est presque mutique, n'est-ce pas, madame... ? », devant l'enfant et sa mère, apparemment complètement terrorisés...

Inversement, il y a quelques mois, nous remarquons que les indications sont faites pour des enfants de plus en plus grands, au-delà de quatre ans. Nous reparlons de l'origine du projet, de la difficulté de penser en paroles le soin aux bébés, voire aux nourrissons, et depuis cette réflexion, il est de nouveau possible d'accueillir des mères, ou des parents, aux prises avec le *post-partum*, avec la jalousie, avec le bouleversement des fonctions et des doutes quant aux capacités parentales, avec des interrogations sur l'effet (réel, imaginaire ?) de l'absence du père, etc. C'est la puéricultrice ou le médecin qui élabore une demande, à partir de ses propres ressentis, à partir des mots de la mère. Ce n'est pas un travail d'information ou de conscientisation, c'est un travail d'empathie et d'attention à un univers, à des univers psychiques en souffrance, en attente de mots.

L'accompagnement est un mode d'étayage qui demande de chercher les mots, qui tente que se figure un interlocuteur, une adresse, prêt à accueillir une demande non formulée. Trouver les mots pour signifier quelque chose *de la souffrance psychique dans le lien entre les sujets*, et trouver les mots entre les deux équipes, pour que l'accompagnement se fasse en acceptant *l'absence de retour* (« oui, mais on n'a jamais de retour ! »), cette absence étant enfin l'émergence d'un manque. C'est ainsi qu'il faut renoncer à des rencontres trop fréquentes, qui accentueraient les risques de dérives, de connivences, de ressemblances, favorisant des identifications croisées pédagogiques, orthopédiques. C'est donc tenter de penser l'écart entre le temps chronologique et le temps psychique, par exemple par la traversée du vécu d'impuissance, la culpabilité de ne pas arriver à amener en soin des souffrances et des dommages aussi visibles : la « mauvaise » famille qui refuse de se faire soigner, de se faire aider, alors que, chaque semaine, de nouvelles invasions psychiques à la PMI ont lieu. L'espace de soin ne peut pas se satisfaire d'apparaître comme le lieu de la dernière chance, comme ce qui doit être tenté quand tout le reste a échoué. Travailler à ce que le parent puisse accepter de reconnaître en lui la difficulté de son enfant, c'est travailler à la dimension parentale.

Conclusion provisoire

En définitive, ce qui apparaît, c'est que ce lieu de travail, permanent dans le temps, qui a fini par s'instituer dans le cadre même de la PMI, est *une forme de mise en présence, de mise en œuvre, de la fonction paternelle, reliée à un processus maternel.* Cette part du dispositif tente de « symboliser la symbolisation », comme le propose R. Roussillon. Il ne s'agit plus, comme cela se disait à l'origine, de « soin mère-enfant ». Dans beaucoup de familles accueillies, les pères sont introuvables, impalpables, improbables, ou alors insupportables. Il y a fréquemment une place en défaut, ou par défaut, une énigme posée par le comportement du père. Un travail à poursuivre, lors de ces rencontres, pourrait être de s'interroger sur la perception ou sur ce qu'il en serait d'une douleur, d'une souffrance, d'une vie psychique paternelles, hors de sa représentation classique, sous forme d'un double maternel ou d'un météore. Ainsi, ces rencontres se doivent de résister à une

« mêmeté » de vue, favorisant l'écart et non l'ajustement, mais « liée à un processus maternel », car le lien n'est pas purement d'ordre institutionnel, ni d'ordre organisationnel, mais il s'efforce de garantir une forme de continuité, par l'alternance des temps de présence et d'interruption. Le sentiment de continuité s'est soutenu par le maintien d'une altérité, par un lien de type groupal, contribuant peut-être à créer ce que Denis Mellier appelle un *espace de contenance.* Un exemple détaillé permettra de présenter et de représenter cette dimension paternelle apparemment inabordable.

Fonction paternelle et attention à l'enfant ?

En janvier 1998, lors d'une « permanence », l'équipe nous parle d'un enfant de 4 ans, au développement difficile, entouré de parents très souffrants. Un travail est tenté par la PMI, avec l'indication d'une orthophonie comme premier espace pour penser, puis avec une AEMO et, enfin, par un placement de l'enfant dans un foyer proche des domiciles parentaux (les parents sont séparés). Le père effraie un certain nombre de personnes (même les juges, dit le récit...), l'enfant ne peut se décoller de lui ; en fait, le lien symbiotique est ici constitué par le père et le fils. Une tentative de démarche de soin est faite au CMP voisin, mais elle est apparemment violemment refusée par le père. Nous l'accueillons, mon collègue et moi-même, avant l'été 1998, essayant déjà dans un premier temps de résister à ses mouvements projectifs, paranoïdes et confusionnels, et de créer un espace possible pour l'enfant. Puis aucune nouvelle. En septembre, après un courrier, ils reviennent, les rencontres sont très difficiles, mais peu à peu, le père associe à partir de tout ce qui relève des séparations, laisse apparaître quelques affects, une immense fatigue… À partir de ce moment-là, l'éducatrice d'AEMO, le médecin scolaire et quelques personnes de la PMI pensent, projettent, dans un souci d'exhaustivité, un contenant imaginaire, dans le droit fil de l'imaginaire paternel : des liens, des articulations, un réseau, autant de signes montrant qu'il est difficile de supporter qu'un espace échappe. Parler de cette situation dans plusieurs permanences, en essayant de penser différenciations et séparation, à savoir que ce qui fait lien n'est pas le contenu répandu dans « le » social.

Idriss se présente comme un débile léger, se contorsionnant et souriant « bêtement », avec très peu de mots à son actif, et cherchant à se coller à son père, de manière visqueuse et adhésive, ce qui provoque la fureur du père. Celui-ci le conjure d'arrêter, le somme de dire, de répondre ou de répéter un certain nombre de choses : une couleur, un mot, un remerciement… Des choses qui cherchent désespérément autant à créer une distance minimum entre lui et son fils qu'à montrer qu'il est capable d'intelligence. La tension est telle qu'il est quasiment impossible d'ouvrir la bouche. Le cadre est terriblement malmené, nous hésitons à poursuivre l'accueil du père et du fils ensemble, d'autant que le père propose bien vite de nous « le laisser » pour travailler tranquillement. Nous résistons et, peu à peu, commençons à nommer ce qui fait que nous pensons qu'il est important de les accueillir dans le même lieu, ce qui favorise autant des moments communs que des moments séparés. Par deux fois, le père nous laissera l'enfant ; après quelques minutes, celui-ci stoppe tout jeu, et vient épouser la forme de la chaise du père vide, suçant son pouce et se dirigeant vers la sortie, ou se répandant à terre. Aucune parole, aucun accompagnement ne semblent le sortir d'une mélancolie grandissante. Quand le père est là, Idriss se saisit peu à peu de la pâte à modeler, et des personnages commencent à se figurer, dans un lien transférentiel important entre lui-même et mon collègue. Idriss ne peut s'empêcher de venir intruser l'espace paternel, le coller, jusqu'à l'explosion finale. Mais le père lui-même interpelle sans fin son fils, dès que celui-ci investit suffisamment une autre relation et semble oublier le père. En bref, chacun des deux souffre de ne pouvoir « être seul en présence de l'autre ».

Un certain nombre d'événements surviennent, indiquant que cet espace devient un lieu de dépôt et de soin. Alors que nous pensions leur venue encore fragile, ils viennent chaque semaine ; un jour, le père arrive très en retard, seul, épuisé. Il vient de travailler 24 heures d'affilée, et pendant dix minutes, il dit son épuisement. Alors que c'est un homme capable de grande confusion, pour qui les mots se perdent parfois dans des sons indistincts, il téléphone pour prendre rendez-vous, après un mois d'absence, et demande à la secrétaire le jour et l'heure habituels, repères semble-t-il devenus intangibles.

En décembre 1998, le père et le fils ne viennent pas à deux rendez-vous. Un éducateur d'un service social m'appelle pour m'informer du pourquoi, et me disant que les éducateurs de l'institution sont prêts à accompagner l'enfant à la place du père. Par ailleurs, je suis contacté par un médecin scolaire désirant savoir où en est la thérapie, et m'invitant à une commission d'intégration scolaire. Cette avalanche de sollicitudes prend le chemin du débordement, de l'intrusion, de la non-différenciation. Au moindre signe de faiblesse, « le » social est immédiatement prêt à prendre la place, une place, toute la place. Que le père ne soit pas consulté pour solliciter son avis ou son accord, que le devenir scolaire de l'enfant soit l'objet de tous les experts potentiels, tout cela semble ne poser aucun problème. De plus, personne n'évoque la mère de l'enfant. Ainsi, le premier mouvement du social est-il d'annuler toute absence, tout effet d'absence, qui existe dans tout processus thérapeutique.

Où est le père ?

Le père est dominé, envahi par un monde imaginaire incoercible, possédant très peu de capacités contenantes, traversé en permanence par des projections, des persécutions. Le seul lien qu'il connaît et pratique est un lien de type symbiotique, faisant deux propositions inverses à son fils dans la même phrase, oscillant entre un mouvement impressionnant d'intrusion quand l'angoisse le submerge, et une indifférence laissant son fils s'occuper de lui-même quand il peut m'utiliser et m'envahir moi. Il ne s'agit pas de produire « de » la fonction paternelle, il s'agit de garantir un espace permettant à cette fonction d'œuvrer. Séparer le père et l'enfant en étant dans le même lieu, introduire la mère chaque fois que cela est possible. Plus les rencontres avancent, plus celle-ci est présente pour le père, d'abord dans un mouvement de projection narcissique intense le mettant en danger psychique « réel », puis dans des anecdotes restaurant des expériences vécues ou observées par le père. Ce qui soutient la fonction paternelle chez le père n'est pas seulement l'étayage un peu réaliste, parfois, de sa présence, de sa parole, c'est surtout le fait que d'autres espaces, internes, se mettent à exister : pour Idriss, pour lui-même.

Deux ans plus tard, après une longue interruption, le père vient nous demander (et nous autoriser) un soin individuel pour son fils ; l'institution dans laquelle celui-ci est placé a su patienter et travailler avec le père, en sorte que le soin ne s'est pas prolongé par le biais d'une éviction. La situation de soin se poursuit aujourd'hui.

La question de l'attention

Dans une vision rapide et schématique, l'attention pourrait être située dans un mouvement maternel, au moins dans ses composantes principales (effet contenant, rêverie maternelle, mouvement venant d'une intériorité qui lierait sensations et perceptions, favorisant l'« intuition »…). Or, travailler à décoller le sujet de ses projections, c'est tenter de parvenir à ce que la fonction paternelle permet, à savoir se dégager des effets trop prégnants d'une attention… adhésive. Ici, c'est le père lui-même qui est piégé par une souffrance symbiotique ; Idriss est bien dans un processus thérapeutique, suffisamment protégé des effets ravageurs du père, mais *en présence du père.* Toute une partie de l'attention est portée à ce qui permet ou empêche, autorise ou interdit, *la capacité d'être seul en présence de l'autre.*

Cela signifie aussi qu'il est possible de s'arrêter sur des événements survenus pendant la rencontre (comme l'irruption de la colère, très fréquente), ou des ressentis internes qui ont valeur d'instants d'existence plutôt que d'éléments dangereux à évacuer. Est-il possible de dire qu'en soutenant les éléments de la fonction paternelle, se dégagent d'autres éléments, plutôt issus d'une fonction maternelle (et jusque-là enfermés et enfermant dans une dynamique symbiotique), ou autorisant cette fonction maternelle ? Peut-être s'agit-il, simplement, de se soutenir de ce cadre *pour que l'attention soit possible.* L'attention n'est ni le moyen de décrypter signe par signe, ni le but, mais la possibilité pour le thérapeute de *se laisser saisir par la complexité*, la diversité des vécus, des émotions.

Nous cherchons les moyens d'interpréter, de lire ce contenant et ces contenus, dans une visée proche de ce que l'observation mère-nourrisson permet. Il s'agit là d'un cadre tenu non pour forcer le père à adopter je ne sais quel comportement adéquat avec une fonction paternelle imaginaire, mais pour permettre que se remettent en scène, ou en présence, un certain nombre de vécus, difficiles ou insupportables, touchant aussi bien à la dimension narcissique et symbiotique du père comme sujet, qu'au retentissement émotionnel, pour ce père (en tant que père, cette fois), dû à la rencontre avec cet enfant, son seul fils, si « incompétent ». L'attention tente de se porter au lieu le plus intense de la blessure. Il s'agit qu'émerge ce qui résonne ou rebondit en miroir entre eux, la destruction ou la menace de destruction en moins.

Nous pourrions préciser davantage le chemin parcouru par Idriss, et son accrochage dans un espace « autorisé » par son père, mais le propos présent était de présenter un espace thérapeutique comme une partie manquante dans cette complexité (et non pas une partie du tout), lié à « du » social, à « un » social, lui aussi manquant.

Jocelyne Roux-Levrat

Et si l'attention pouvait être de quelque utilité pour l'accompagnement d'un enfant porteur de handicap et ses parents [1]

Première rencontre clinique

Monsieur et madame P. sont arrivés au service d'accueil (pour l'accompagnement d'enfant handicapé), portant leur fille dans la nacelle d'un landau. Le médecin pédiatre leur a proposé de me rencontrer. J'entr'aperçois Lucia abritée par la capuche du landau. Elle est

Jocelyne Roux-Levrat, psychologue, psychothérapeute, Lyon.

1. Communication à la journée de l'ARIP, « L'observation du bébé selon la méthode Esther Bick », au CHS de Montfavet, le 30 octobre 1999.

habillée tout en rouge, même le bonnet est rouge. Petit Chaperon rouge ?

Elle dormira tout au long de nos échanges, et ce n'est qu'à la fin que je pourrai m'approcher d'elle… elle a entrouvert les yeux, ses poings sont serrés, sa peau est fine, si blanche.

Lucia a 6 mois, on dirait un nouveau-né. Elle est entrée à l'hôpital il y a un mois à la suite d'une opération cardiaque. Tout bébé, elle a dû être nourrie par sonde naso-gastrique. M. P. d'un ton cassant : « Tout va très bien maintenant… depuis l'opération il n'y a plus de problème. » À la naissance, Lucia a été emportée tout de suite. M. P. aux soignants : « Comment va le bébé ? » On lui répond : « Le médecin va venir vous dire, monsieur »… Lucia est une petite fille trisomique.

M. P. parle de trois jours d'irréalité ; impossible de croire à une telle nouvelle. Mme P. suggère l'intense douleur qui a suivi cette annonce, relayée par l'inquiétude concernant la survie de son enfant, atteinte de malformation cardiaque.

Lorsque je m'approcherai de Lucia, les parents me feront remarquer qu'elle a le même nez, les mêmes lèvres bien pleines que ses sœurs, comme pour dire : oui c'est bien notre fille, elle est bien de notre famille.

Nous avions perçu alors que l'impact traumatique de la découverte de la trisomie ne pouvait d'emblée être abordé. M. P. nous l'avait signifié. L'équipe propose, dans un premier temps, que l'éducatrice se rende régulièrement au domicile. Lucia est si fragile, la famille habite loin. Et c'est ainsi qu'un lien initial a pu se tisser avec ces parents et leur enfant.

Un an plus tard, l'éducatrice s'inquiète : Lucia régresse, les vocalises se sont arrêtées, son sourire est devenu artificiel et son regard s'absente souvent. Lucia mise assise trop tôt, avant d'avoir acquis par elle-même cette position, n'a aucun déplacement autonome. Les exigences de progrès de la maman se font de plus en plus pesantes.

La fonction d'attention et le soutien parental

Un autre cadre est à trouver maintenant pour contenir dans cette famille ce qui était présent mais n'avait pu encore être déposé. Ce que nous allons proposer, c'est un accompagnement qui prend appui sur une « attention observante ». L'éducatrice et moi-même nous allons recevoir ensemble Lucia et sa maman.

Ce suivi se poursuit depuis dix mois conjointement à une prise en charge en psychomotricité. Nous avons essayé de nous rapprocher le plus possible de cette attitude observante qu'a enseignée Esther Bick : réceptivité à la mère, à l'enfant, à ce qui s'échange entre elles.

Être là avec, attendre, écouter, regarder, sentir, s'émouvoir, penser, ne plus penser, commenter un peu, conseiller le moins possible, n'interpréter « qu'en cas de force majeure ». Tenter d'offrir une contenance psychique à l'impensable : ces trois jours de mauvais rêves du papa…, cet effroi premier et cette douleur qui vont se terrer derrière les angoisses « plus humaines » concernant l'intervention cardiaque.

Dans cette situation-là, il semble que ce dispositif d'accompagnement par deux soignants ait favorisé la possibilité de cette attention non intervenante. L'éducatrice s'est placée davantage du côté du lien bâti peu à peu à domicile, et la psychologue un peu plus dans cette ouverture à l'inattendu.

Un soutien parental

Nous proposons une présence qui puisse être « réceptacle de la souffrance des parents », fonction bien mise en évidence par Didier Houzel dans sa recherche sur le cadre thérapeutique des visites à domicile.

L'écoute empathique de Mme P. a d'abord été entravée par l'attitude maternelle si « éducative », et par notre identification trop exclusive à l'enfant.

Nous sommes heurtées, nous avons du mal à supporter que cette maman veuille à tout prix que sa fille marche, qu'elle refuse de la prendre dans ses bras, tant qu'elle n'aura pas fait l'effort de se redresser par elle-même. Nous avons du mal à accepter que Mme P. éloigne les cubes que Lucia vient d'arriver à atteindre avec beaucoup d'effort.

« Il faut apprendre à Lucia… il faut la stimuler… à cause de son problème », dit la maman. Et Lucia refuse, jette. Nous sommes perçues comme complices de l'enfant : « Vous l'aidez trop, vous êtes trop gentilles. »

Peu à peu nous pourrons nous « rapprocher » de Mme P. et entendre sa souffrance, ses angoisses.

Elle dit toutes les fois ses inquiétudes pour la santé de Lucia… si fragile. Lucia est constamment « encombrée », grossit peu. Mme P. doit lutter contre ce qui a été premier et vital pour l'enfant : « Je l'ai trop protégée lorsqu'elle était bébé », se reproche-t-elle. Alors elle n'a trouvé d'autre moyen que cette exigence pour sortir d'une préoccupation maternelle primaire prolongée du fait de l'état de santé de Lucia.

Mme P. nous livre son épuisement : cette pâleur, cette fatigue, ces placards qu'elle n'arrive plus à ranger… ce débordement d'affects dépressifs auquel nous serons très sensibles.

Récemment, alors que l'éducatrice est attentive au jeu de poupées mis en place par Lucia, Mme P. parle de son désir de garder des bébés : « Ça ne sera pas possible d'avoir un autre bébé… Ça serait terrible pour Lucia si un autre la dépassait. » Et Mme P. dit toute l'ambivalence tragique de sa situation : « J'ai de la chance, j'ai un bébé qui ne grandit pas. »

Petit à petit Mme P. va exiger moins de Lucia, et même dire que ça ne sert à rien de brusquer… Lucia doit faire par elle-même. L'humour apparaît : Lucia lance des cônes qui, dans leur mouvement, reviennent vers elle. Mme P. : « Eux au moins ils te comprennent, ils viennent vers toi. » Et puis, Mme P. va se laisser aller à des jeux tendres, à des jeux pulsionnels avec Lucia : elle la serre fort contre elle, l'embrasse, la « croque ». Lucia s'abandonne au plaisir du jeu, rit beaucoup. Mme P. dira récemment à la psychomotricienne : « J'aime bien venir ici, on s'amuse beaucoup », alors que jusque-là Lucia venait « travailler ».

Et puis renaît la possibilité de rêver, d'anticiper, de penser à l'avenir avec espoir. Mme P. dira : « Lucia marche, va marcher… Je voudrais qu'elle fasse de la danse classique. » Nous savons bien comment l'existence du handicap vient habituellement briser les anticipations, projets, expressions du désir parental si porteurs pour l'enfant et ses parents.

Le parcours de Lucia

Nous proposons à Lucia cette écoute observante qui prend en compte tout ce qu'elle va manifester dans ces séances : ses jeux, ses déplacements, ses expressions, les relations qu'elle établit avec les unes et les autres. Cet intérêt que nous portons à ce qui vient d'elle nous semble offrir un support narcissique, il a une fonction de miroir vivant et pensant qui aide l'enfant à s'identifier.

Cette attention tente de contenir et de comprendre les émotions qui circulent. Il nous semble qu'elle a été là un support pour conquérir un espace psychique personnel.

Nous allons être les témoins d'une partie du *cheminement* de Lucia vers une identité personnelle, vers une intégration d'un moi corporel et psychique. Tout cela au rythme d'une « détente » de la mère qui va accueillir avec de plus en plus de plaisir ce que montre son enfant, et mieux accepter la lenteur du développement.

Dans les premières rencontres, nous voyons Lucia *s'agripper, jeter, ou utiliser nos mains comme un prolongement d'elle-même.*

Elle s'accroche aux jupes de sa mère, à son pull, à sa chaîne. Mme P. résiste fort, puis accueillera cet agrippement.

Pourrions-nous parler d'identité adhésive ?

Le « jeter » domine l'ensemble de ses jeux et désespère Mme P. qui le ressent comme un rejet de ses propositions.

Lucia tient les mains de l'éducatrice qui doivent actionner les touches d'un jeu musical, ou bien applaudir. Elle donne un ours en peluche à sa mère, pour que celle-ci le fasse bouger devant ses yeux… L'autre semble, à ce moment-là, comme une marionnette, un gant dans lequel elle se glisserait. S'agit-il d'une forme d'identification projective qui s'incarnerait dans le concret de la gestuelle ?

Mais Lucia va pouvoir développer *un jeu de plus en plus autonome*, en même temps *qu'une motricité plus intègre.*

Depuis quelque temps, dès que nous nous installons, Lucia part explorer la pièce, s'éloignant de plus en plus. Elle peut se mettre debout avec un appui, sans la panique intense que nous connaissons au départ, lorsque soudain émergeait une angoisse majeure de vide.

Lucia examine les jouets, les objets, fait ses propres expériences. Elle ne nous sollicite plus maintenant pour cela. Elle est tranquille, « seule en notre présence ». Elle jette parfois, mais regarde où va l'objet, s'intéresse à son mouvement, va le chercher. Tend, donne, reprend.

Cette conquête d'une motricité et d'un jeu à elle nous paraît être à la fois le facteur et la conséquence de la construction d'une identité personnelle, séparée. Cet espace d'autonomie sans empiétement lui est indispensable.

Lucia vient de découvrir une boîte remplie de petits instruments musicaux. Elle les donne les uns après les autres à l'éducatrice et écoute les sons. Puis, elle expérimente elle-même le tambourin. Rythme sur le tambourin avec une baguette dont elle explore le bout rond, avec sa main, sa bouche ; baguette qu'elle nous tend, reprend. Nous sommes là attentives. Mme P. admire sa fille. Est-ce pour exprimer son contentement qu'elle se met à gratter la joue de Lucia ? Ou bien pour la ramener à elle ? Lucia immédiatement jette et renverse avec violence le tambourin. Comme si toute intervention qu'elle ne maîtrise pas devenait une effraction.

Rappelons les travaux du docteur Emmi Pikler, pédiatre hongrois, et l'expérience de la pouponnière Lóczy à Budapest à propos de cette importance de l'espace personnel de l'enfant, du temps qui lui est donné pour son propre jeu et pour intégrer une motricité, une verticalité au rythme de la construction d'un moi unifié et séparé.

Nous avons pu repérer plus particulièrement deux processus psychiques dans cette construction d'une identité séparée :

1. *La prise de conscience de la différence de nos visages,* avec l'émergence de l'angoisse née de la perception de cette différence. Après quelques séances, lors de retrouvailles, Lucia nous examine tour à tour, fond en larmes, se réfugie dans les bras de sa mère. Puis il y aura le dépassement de cette angoisse : tout dernièrement, Lucia vient examiner longuement mon visage…, moins « familier » que celui de l'éducatrice. Un peu plus tard, elle viendra toucher ma main ;
2. *L'intériorité.* Lucia semble éprouver son intériorité à partir de l'expérience corporelle d'être tenue, contenue, et de pouvoir prendre : prendre en bouche, prendre en main, prendre contre son corps. Lucia, bien calée dans le giron maternel, tend ses mains vers nous. Elle attrape nos doigts et nous amène à elle. Puis elle va plonger ses doigts dans la bouche de sa mère. Un jeu s'installe entre elles. Lucia sort et rentre sa langue, vocalise. Mme P. reprend les jeux de langue, les vocalises, puis joue la « dévoration ». C'est avec son corps entier que Lucia va éprouver l'expérience de « saisir » et « d'être saisie ».

Lucia apporte à l'éducatrice plusieurs poupées qu'elle met contre elle. Lucia les reprend, les éloigne, les ramène. Puis elle se met elle-même dans les bras de l'éducatrice.

Quinze jours plus tard, Lucia prend une pomme-jeu en velours rouge. Une musique se met en marche lorsqu'on tire une ficelle. Lucia longuement serre cette pomme musicale contre elle, en se berçant doucement. Mme P. nous parlera de son mari qui câline sa fille le soir en la berçant avec des chansons.

Dans le processus d'identification, donc d'introjection, il est important de souligner les difficultés particulières vécues par les enfants trisomiques. Que renvoie à l'enfant le miroir du visage maternel, du visage de l'autre ? Bien souvent, l'enfant risque d'y rencontrer la blessure, le chagrin, l'inquiétude, l'interrogation, le sentiment d'étrangeté.

Et nous pouvons nous interroger sur le trouble que l'enfant intériorise, et la difficulté particulière pour ensuite se « décoller » de cette identité primitive.

Pour conclure

Après l'été, nous avons retrouvé Lucia qui a grandi, grossi. Elle nous paraît plus solide. Et nous sommes prises par le désir, l'enthousiasme de la maman qui nous avait dit avant les vacances : « Elle marche, elle marchera... J'aimerais qu'elle fasse de la danse classique. »

Lucia porte ce jour-là une jupe froncée. Assise au sol, elle se déplace très habilement et rapidement ; les plis du tissu cachent ses jambes. Lucia semble flotter sur l'eau. Nous pensons en même temps et évoquons ensemble : le lac des cygnes.

Dans cette même séance, Lucia indique ses premiers pas dans la symbolisation. Elle « fait semblant » de manger avec une dînette…, pointe du doigt les jeux à distance qui l'intéressent.

Table des matières

Déjà parus dans la rubrique « Bébés au quotidien » de la collection « 1001 BB »

Sous la direction de **Marie-France Morel**
Accueillir le nouveau-né, d'hier à aujourd'hui

Marie-Christine Choquet, Nadine Job-Huet
L'art d'accueillir les bébés

Laurence Rameau
Le lendemain des crèches
Réinventer l'accueil de la petite enfance

Sous la direction de **Pierre Suesser**
Quelle PMI demain ?
Dans le nouveau paysage de la santé et des collectivités locales

Luce Dupraz
Baby-Loup, histoire d'un combat

Pierre Denis
Jeux de bébés

Myriam David, Geneviève Appell
Lóczy ou le maternage insolite

Sous la direction de **Patrick Ben Soussan**
Le livre noir de l'accueil de la petite enfance

Myriam Mony
Entre laïcité et diversité, quelles perspectives éducatives pour les jeunes enfants ?

Orchestrées par **Liane Mozère** et **Irène Jonas**
« On "garde" des vaches mais pas les enfants... »

Bernadette Baumann, Matilde Berger, Djamila Douakha, Angela Lauria, Françoise Vicente,
avec le soutien de **Sylvie Favre Novel** et **Monique Lorber**
Lorsque des assistantes maternelles écrivent...

Patricia Denat
Papa, maman, ma nounou et moi

Denis Mellier
Observer un bébé : un soin

Sous la direction de **Marie-Paule Thollon-Béhar**
La qualité de l'accueil : quel défi aujourd'hui ?

Myriam David, Sylviane Giampino, Danielle Rapoport, Élisabeth Rigaux, Geneviève Spiesser
Accueillir

Anna Pinelli et **Catherine Sanejouand**
À quand un seul lieu d'accueil pour les moins de six ans ?
Crèches, jardins d'éveil, école maternelle

Joss Berger Tancerel, Michel Bergès
École maternelle : cri d'alarme !

Sous la direction de **Danièle Delouvin, Sylviane Giampino, Dominique Ratia-Armengol**
À l'écoute des bébés et de ceux qui les entourent

Sous la direction de **Marie-Laure Cadart**
Crèches dans un réseau de prévention précoce

Agnès Florin
Modes d'accueil pour la petite enfance
Qu'en dit la recherche internationale ?

Joël Clerget, Hélène Dutertre-Le Poncin, Chantal Fleury, Alberto Konicheckis, Hubert Montagner, Ghyslaine Montanaro
L'accueil des tout-petits

Sous la direction de **Danièle Delouvin**
Des psychologues auprès des tout-petits, pour quoi faire ?

Samantha Bassilana-Nobilo
Profession : nounou

Sous la direction de **Catherine-Juliet Delpy**
L'enfant de 2 ans est-il un élève ?

Sous la direction de **Pierre Delion**
Le bébé et ses institutions

Patrick Ben Soussan
Gastronomes en couches
Recettes de grands chefs

Simone Rubin
Apprivoiser les maladies de bébé

Anne Aubert-Godard, Patrick Ben Soussan, Claude-Suzanne Didierjean-Jouveau, Leocadie Ekoue, Nathalie Roques, Marie Thirion
L'accueil des touts-petits

Achevé d'imprimer (121772)
G.N. Impressions - 31340 Villematier
Email : gnimpressions@wanadooo.fr
Dépôt légal : février 2014
Imprimé en France